华夏病理网翻译丛书

宫颈细胞病理学与组织病理学联系图谱

Atlas of Gynecologic Cytopathology with Histopathologic Correlations

主编　**Christopher J. VandenBussche, MD, PhD**
Assistant Professor of Pathology
The Johns Hopkins University
　　School of Medicine
Baltimore, Maryland

Syed Z. Ali, MD, FRCPath, FIAC
Professor of Pathology and Radiology
The Johns Hopkins University
　　School of Medicine
Baltimore, Maryland

Dorothy L. Rosenthal, MD, FIAC
Professor of Pathology, Oncology, and
　　Gynecology & Obstetrics
The Johns Hopkins University
　　School of Medicine
Baltimore, Maryland

Russell Vang, MD
Associate Professor of Pathology and
　　Gynecology & Obstetrics
The Johns Hopkins University
　　School of Medicine
Baltimore, Maryland

主译　黄文斌　章宜芬

审校　薛德彬

人民卫生出版社

The original English language work:
Atlas of gynecologic cytopathology with histopathologic correlations, first editon
ISBN: 9781620700440
by Christopher J. VandenBussche, Syed Z. Ali, Dorothy L. Rosenthal, Russell Vang
has been published by:
Springer Publishing Company
New York, NY, USA
Copyright © 2016. All rights reserved.

图书在版编目（CIP）数据

宫颈细胞病理学与组织病理学联系图谱 /（美）克里斯多夫·J. 范登布斯切（Christopher J. VandenBussche）主编；华夏病理网组织翻译；黄文斌，章宜芬主译 . —北京：人民卫生出版社，2018

ISBN 978-7-117-26952-0

Ⅰ. ①宫 …　Ⅱ. ①克 …　②华 …　③黄 …　④章 …　Ⅲ. ①子宫颈疾病－细胞学－病理学－图谱②子宫颈疾病－病理组织学－图谱　Ⅳ. ① R711.740.2–64

中国版本图书馆 CIP 数据核字（2018）第 131915 号

人卫智网	www.ipmph.com	医学教育、学术、考试、健康，购书智慧智能综合服务平台
人卫官网	www.pmph.com	人卫官方资讯发布平台

图字号：01-2017-2901

宫颈细胞病理学与组织病理学联系图谱

主　　译：黄文斌　章宜芬
出版发行：人民卫生出版社（中继线 010-59780011）
地　　址：北京市朝阳区潘家园南里 19 号
邮　　编：100021
E - mail：pmph @ pmph.com
购书热线：010-59787592　010-59787584　010-65264830
印　　刷：北京汇林印务有限公司
经　　销：新华书店
开　　本：889×1194　1/16　　印张：13
字　　数：412 千字
版　　次：2018 年 9 月第 1 版　2018 年 9 月第 1 版第 1 次印刷
标准书号：ISBN 978-7-117-26952-0
定　　价：178.00 元
打击盗版举报电话：010-59787491　E-mail：WQ @ pmph.com
（凡属印装质量问题请与本社市场营销中心联系退换）

译者名单

主译 黄文斌　南京市第一医院病理科

章宜芬　江苏省中医院病理科

审校 薛德彬　华夏病理网学术部

译者（按汉语拼音排序）

黄玉洁　江苏省中医院病理科

李　江　江苏省老年医院病理科

李世兰　安徽省立医院病理科

梁　艳　南京军区南京总医院病理科

戎　荣　江苏省人民医院病理科

沈　勤　南京军区南京总医院病理科

唐福婷　江苏省中医院病理科

田智丹　南京市第一医院病理科

王建军　南京鼓楼医院病理科

王　婷　江苏省老年医院病理科

王晓艳　南京江北人民医院病理科

魏晓莹　东南大学附属中大医院病理科

吴　妍　江苏省人民医院病理科

郑金榆　南京大学附属南京鼓楼医院病理科

作者名单

Lynette Denny, MD, PhD
Head of Department, Obstetrics and Gynaecology
Groote Schuur Hospital
Cape Town
South Africa

Dina R. Mody, MD
Medical Director, Cytopathology
Department of Pathology and Genomic Medicine
Houston Methodist Research Institute
Houston, Texas; and
Professor of Pathology and Laboratory Medicine
Weill Cornell Medical College of Cornell University
New York, New York

Cornelia L. Trimble, MD
Associate Professor of Gynecology and Obstetrics,
    Oncology, and Pathology
The Johns Hopkins University School of Medicine
Baltimore, Maryland

译者序

宫颈癌是当今严重危害女性身体健康的一种恶性肿瘤。宫颈细胞学检查是目前最常用的宫颈癌筛查技术,大量实践已经证明该检查技术可以大大降低宫颈癌的发生率。如何正确判读细胞学涂片,如何将细胞学检查结果与阴道镜检查和组织学检查结果联系起来,是细胞病理学医生必须掌握的技能,也是细胞病理学医生诊断水平不断提高的保证,从而可以减少宫颈细胞学检查的漏诊或误诊。

本图谱分 12 个章节,除了介绍正常宫颈、感染性疾病、宫颈鳞状细胞病变和腺细胞病变等细胞学特征外,还专门介绍了各种宫颈病变的阴道镜检查结果,这对于细胞病理学医生理解阴道镜检查描述和图像非常有帮助,也更加有助于细胞病理学医生紧密联系临床。本图谱还介绍了宫颈转移性和少见恶性肿瘤的细胞形态学特征。最后,还使用一个章节介绍了各种细胞学检查结果的筛查和处理方法,这有助于细胞病理学医生掌握临床知识和患者处理,提升实践经验。

本图谱图片清晰,色彩靓丽,还有组织学图片对照,相信此书的翻译出版将成为细胞病理学医生喜爱的一本案头工具书。

本图谱是南京市病理学会细胞学组成员首次进行的集体翻译,也是南京市病理学会细胞学组向国内同行的一次集体奉献。本图谱能够翻译出版得到了华夏病理学网和人民卫生出版社的大力支持,在此一并致以崇高的谢意!

本图谱在翻译过程中虽然进行了反复的推敲和润色,但由于翻译者们个人能力有限,本书一定会存在一些翻译尚不规范或不准确,恳请读者批评指正。

黄文斌　章宜芬

原著序

细胞病理学实践是艺术,也是科学,需要非常细心地观察细胞学标本的形态学特征,并将细胞学图像与已知的组织病理学特征和出现的临床症状密切联系起来。在这种情况下,为了使患者获得其所应该得到和需要的最佳治疗,病理医师和临床医生之间密切交流是非常重要的。妇科疾病非常需要细胞学病理医师、阴道镜医生和妇科肿瘤医生 / 外科医生之间的充分沟通,这对于疾病的诊断非常重要。我很荣幸能对这部杰出的著作作序,这部著作以杰出的方式达到这些目标。

《宫颈细胞病理学与组织病理学联系图谱》中的病例来自 John Hopkins 医院的大量病理学材料,而 John Hopkins 医院在细胞病理学和妇科病理学领域世界闻名。病理医师在日常工作中可能遇到的所有妇科疾病都很有条理地展现出来。该书根据妇科细胞学报告的 Bethesda 系统划分为 12 章,而 Bethesda 系统是美国和大多数欧洲国家接受的标准细胞学系统。认真选择高清晰度图片来描述细胞形态学特征和与宫颈病变相关的鉴别诊断问题。这些精美图片的清晰度、色彩还原和视野选择都达到了非常高的目标,即通过真实显微镜镜头看到的三维图像以二维图像的形式展现出来。

VandenBussche、Ali 和 Rosenthal 博士是这个领域的国际知名专家,他们在这个领域造诣很深,而且如同导师一样具有传播知识的天赋,他们共同编撰了这本非常有价值和漂亮的书。Vang 博士是一位著名的妇科病理医师,与其合作编写这本书时丰富了我们对组织学联系的理解。一种较新的、自动化处理和筛查设备在这本图谱中得到很好的展示,而且对这本书具有明确的好处。随着这些技术的熟练应用,新的分子检测技术的应用,在过去的几十年我们对宫颈疾病演化的理解发生了明显变化。这指导着宫颈肿瘤的处理和预防措施同时发生改变。本书还包含一个关于宫颈病变处理的美国阴道镜和宫颈病理学会(the American Society for Colposcopy and Cervical Pathology,ASCCP)最新指南的章节,对病理医师来说是一个非常好的及时更新的资料,有助于了解他们的诊断对临床处理的意义。

虽然有许多关于细胞病理学的图谱和书籍,但本书无疑是一本最受欢迎的细胞病理学书籍。该图谱实用,文字简洁,插图精美。本书加入了阴道镜和组织病理学联系,增强了其对细胞病理学医生,同样也对外科病理医师的价值,不管他们的经验如何。作者们应该因这项非常优秀的工作而受到表扬。

Ibrahim Ramzy, MD, FRCPC

Professor Emeritus of Pathology and Obstetrics–Gynecology

University of California, Irvine

原著前言

宫颈细胞学具有不同寻常的历史,特别是对细胞病理学领域的创立和全世界宫颈癌的预防发挥了重大作用。尽管几十年间对该种检查方法具有很多争议和挑战,但宫颈细胞学检查仍然是最有价值和最成功的癌症筛查方法之一,满足了现代患者和医生的需要。虽然还不确定人乳头状瘤病毒检测和疫苗的开发将如何影响宫颈细胞学未来的使用,但病理医师和初筛人员必须非常熟悉宫颈阴道细胞学标本的细胞形态学特征及其与组织学的相关性。多年来从宫颈细胞学检查中学到的细胞形态学标准的教育培训、实验方法学和质量保险 / 质量控制的过程形成了细胞病理学扩展的基础。

这本图谱的目的是向读者展示每个诊断分类中见到的代表各种形态学的高质量图片。这些图片均配有图片说明,指导读者关注重要的组织形态学特征和提供每种疾病分类中高清的、最新的资料。本图谱可以用作学习指南,也可以作为镜下观察的快速参考。

作者们恭敬地将这本书献给他们的导师。Christopher VandenBussche 感谢他的导师们 Syed Ali、Yener Erozan 和 Dorothy Rosenthal 博士,将继续从他们那里学习知识。Syed Ali 博士将他的整个学术成就归功于他有幸接受培训的最优秀的导师们:Dorothy Rosenthal, Yener Erozan 和 Steven Hajdu 博士。Dorothy Rosenthal 博士受到 George Wied 和 Leopold Koss 指导,她非常感谢导师们对她的专业教育的贡献。Russell Vang 要感谢 Robert Kurman 和 Brigitte Ronnett 博士多年来对她的培养、支持和鼓励,也感谢她所在部门的行政人员,是他们给予她无私的支持和帮助。

Christopher J. VandenBussche, MD, PhD

Syed Z. Ali, MD, FRCPath, FIAC

Dorothy L. Rosenthal, MD, FIAC

Russell Vang, MD

缩写词

AGC	非典型宫颈管腺细胞
ACS	美国癌症协会
AIM	非典型不成熟鳞状化生
AIS	原位腺癌
ASC	非典型鳞状细胞
ASCCP	美国阴道镜和宫颈病理学会
ASC-H	非典型鳞状细胞,不除外高度病变
ASCP	美国临床病理学会
ASC-US	非典型鳞状细胞,意义不明
CAP	美国病理医师协会
CIN	宫颈上皮内肿瘤
CIS	原位癌
CMV	巨细胞病毒
DNA	脱氧核糖核酸
ECC	宫颈管搔刮术
EMB	子宫内膜活检
ER	雌激素受体
FIGO	国际妇产科联盟
HCG	深染拥挤的细胞团
HE	苏木素 - 伊红
HNF1-β	肝细胞核因子 1-β
HPV	人乳头瘤病毒
HSIL	高度鳞状上皮内病变
HSV	单纯疱疹病毒

IUD	宫内节育器
LBC	液基细胞学
LEEP	环形电切术
LSIL	低度鳞状上皮内病变
MMMT	恶性苗勒混合瘤
PR	孕激素受体
SCJ	鳞柱交界区
SIL	鳞状上皮内病变
SMILE	产生黏液的复层上皮内病变
SCC	鳞状细胞癌
USPSTF	美国预防医学工作组
WHO	世界卫生组织

目录

第1章

阴道镜检查

　　阴道镜检查将 3% 醋酸溶液涂抹于宫颈黏膜上,并透过绿色滤光镜观察。首先确定是否能观察到完整的鳞柱交界区(squamocolumnar junction,SCJ),大多数人乳头瘤病毒(human papillomavirus,HPV)相关性病变发生于 SCJ。与正常的成熟鳞状细胞相比,异型增生细胞的核 / 质比(核面积 / 胞质面积之比)显著增大,因此比正常细胞更容易脱水,因而变成苍白色(醋白试验阳性)。包括炎症在内的多种病变都会引起细胞的核 / 质比增加,但是异型增生的病灶通常边界清晰,并有诊断意义的新生血管结构:点状结构或镶嵌。如果病变需要精细观察,在宫颈黏膜表面涂抹复方碘液有助于发现病灶。成熟鳞状细胞富含糖原,碘与糖原结合呈棕黑色(碘试验阳性);而异型增生细胞和恶性肿瘤细胞通常缺乏糖原,因此涂抹碘液后正常细胞比异型增生或恶性细胞染色更深。阴道镜医生应该清楚复方碘液能造成组织假象,可能影响组织学判读。

　　肉眼观察,点状结构呈垂直于黏膜表面的新生血管,通常描述为"细小均匀"或"粗糙"。镶嵌是指新生血管的树枝状分布。宫颈上皮内肿瘤(cervical intraepithelial neoplasia,CIN)的新生血管的管径相对一致,而炎症性病变中的血管呈扭曲的不规则形态,并且血管管径大小不一。

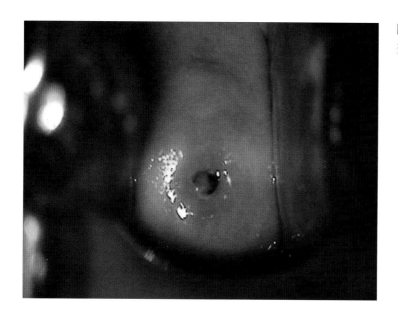

图 1.1　正常宫颈,肉眼观,绿色滤光镜。鳞柱交界区正好位于子宫颈内口,因此不可见

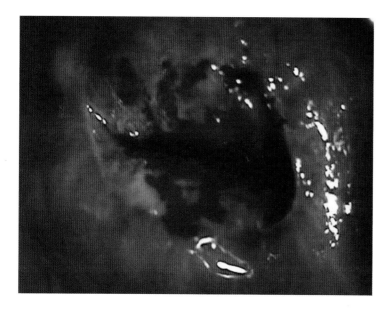

图 1.2a　正常宫颈,未用绿色滤光镜。可见完整的鳞柱交界区

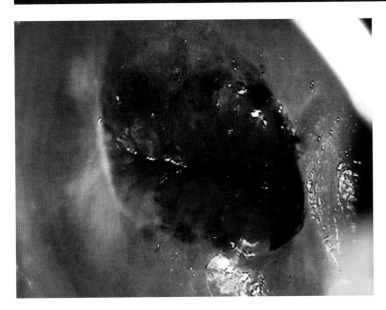

图 1.2b　正常宫颈。稀醋酸溶液冲洗,绿色滤光镜。与图 1.2a 为同一宫颈,加用绿色滤光镜。未见醋白区域

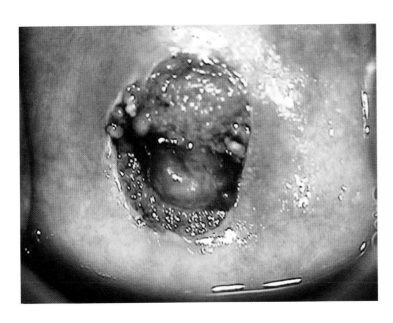

图 1.3　正常宫颈。另一例鳞柱交界区可见完整的一圈

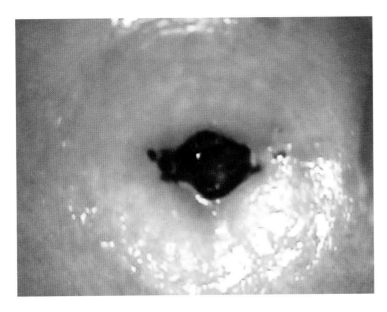

图 1.4　正常宫颈。可见 360° 鳞柱交界区,但移行区正好位于宫颈内口

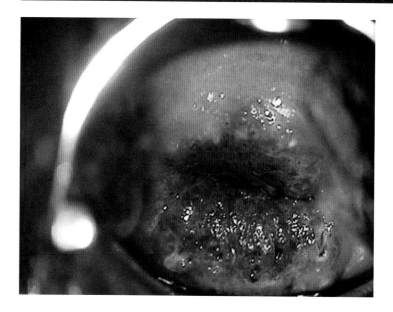

图 1.5 慢性宫颈炎伴鳞状化生。移行区的宫颈管组织稍显质脆

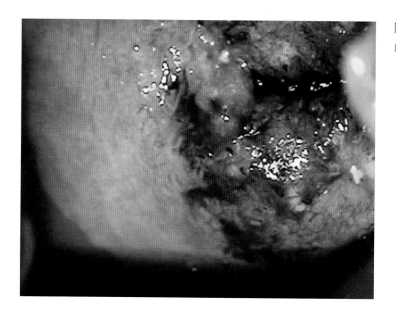

图 1.6 慢性宫颈炎伴鳞状化生。醋白上皮中血管分布不规则且边界不清

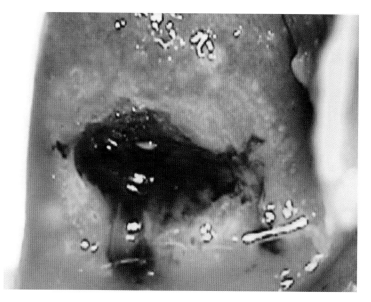

图 1.7 慢性宫颈炎伴鳞状化生。7 点至 10 点的鳞柱交界区的醋白区域呈细小斑点，表示腺体开口周围的化生区域。1 点至 3 点的醋白上皮呈铺路石状，为低度鳞状上皮内病变(low-grade squamous intraepithelial lesion，LSIL)较典型表现

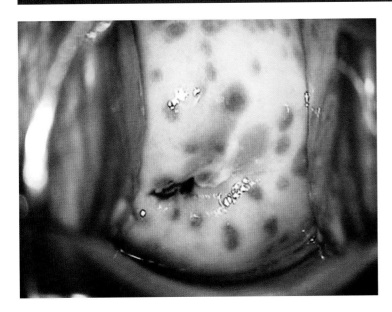

图 1.8　慢性宫颈炎伴鳞状化生。这种瘀点称为"草莓宫颈"，在感染性及非感染性宫颈炎中均可见到

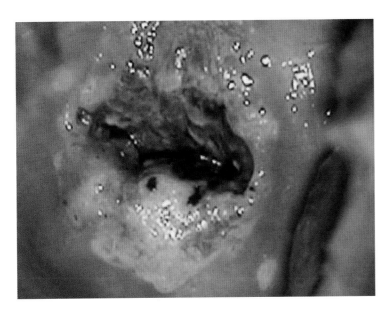

图 1.9　LSIL。在宫颈后唇 4 点至 8 点可见边界清楚的醋白上皮；上唇可见局灶病变

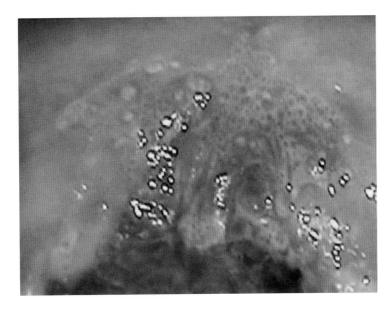

图 1.10　LSIL。图 1.9 宫颈的高倍，显示前唇鳞柱交界区有慢性宫颈炎和腺体开口周围的鳞状化生

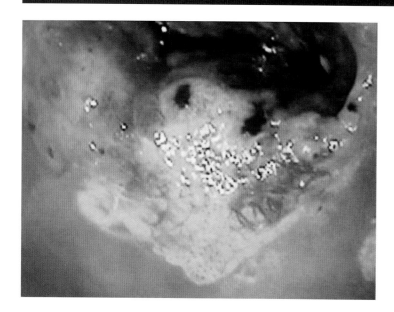

图 1.11 LSIL。为图 1.9 中宫颈后唇的鳞柱交界区，显示 5 点至 7 点为致密的醋白上皮伴细小镶嵌。上唇可见局灶病变

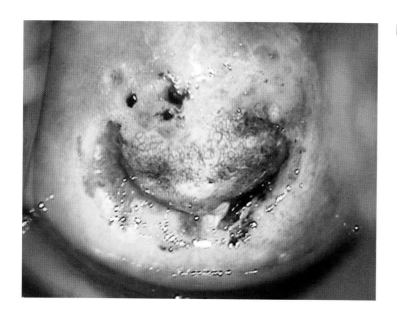

图 1.12 LSIL。10 点至 2 点可见清晰的细小镶嵌

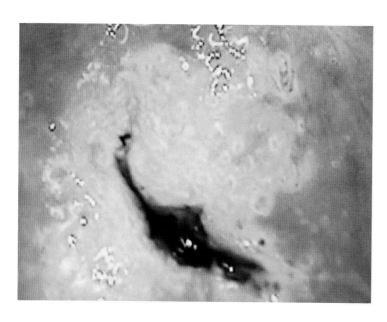

图 1.13 慢性宫颈炎伴鳞状化生背景中的 LSIL。宫颈后唇可见弥漫性边缘的醋白上皮，边界较清晰，而 9 点至 1 点区域有细小镶嵌

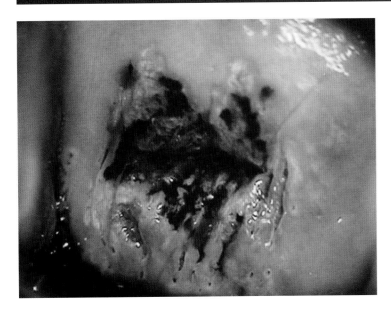

图 1.14 LSIL。宫颈外翻的部分质脆(慢性宫颈炎),在前唇 10 点至 1 点和后唇 7 点至 8 点均可见一圈醋白上皮伴细小镶嵌

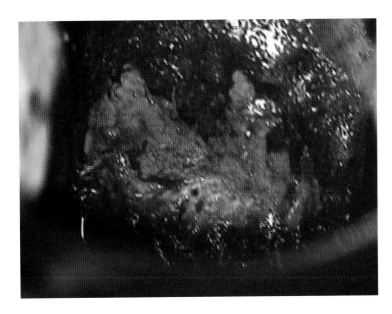

图 1.15 LSIL,复合碘液涂抹。与图 1.14 为同一宫颈,显示前唇的鳞柱交界区,病变的不连续边缘容易辨认

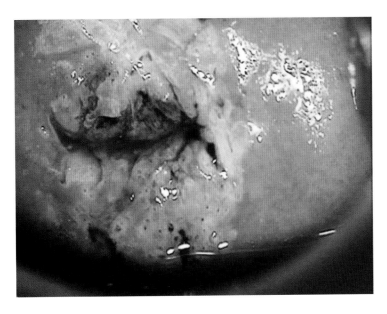

图 1.16 慢性宫颈炎伴鳞状化生背景中的 LSIL。宫颈后唇的醋白上皮几乎透明,腺体开口容易辨认。宫颈前唇几乎超出图片上方边线,可见边界较清楚的醋白上皮伴细小镶嵌

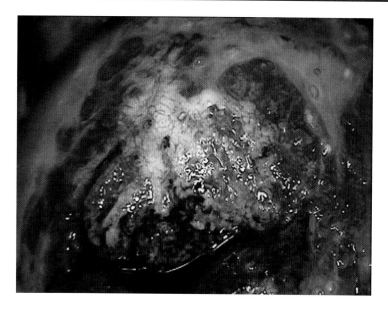

图 1.17　高度鳞状上皮内病变(high-grade squamous intraepithelial lesion，HSIL)。鳞柱交界区可见边界清楚的致密醋白上皮并有细小镶嵌

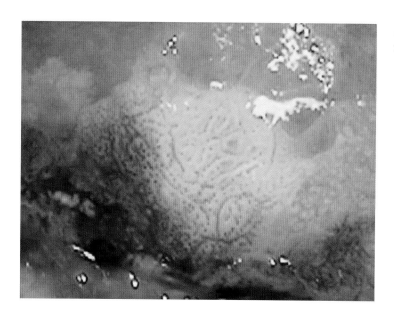

图 1.18　HSIL。可见边界清楚的醋白上皮，并有略微不同模式的镶嵌

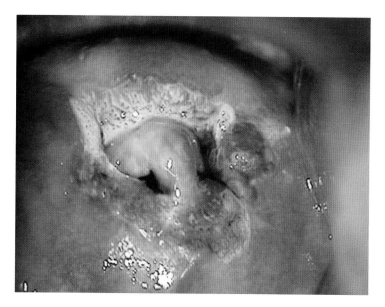

图 1.19　HSIL。病变位于 10 点至 2 点，而 4 点至 9 点的较透明区域可能是 LSIL

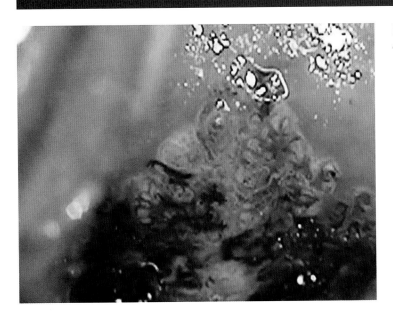

图 1.20 HSIL。边界清晰的醋白上皮,粗糙的镶嵌

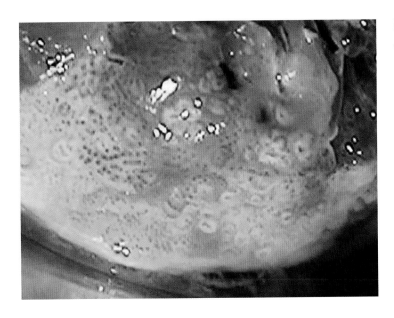

图 1.21 HSIL。宫颈后唇可见病变,从鳞柱交界区延伸至阴道部

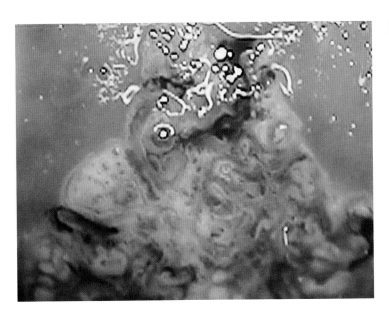

图 1.22 HSIL。致密的醋白上皮伴粗糙斑点

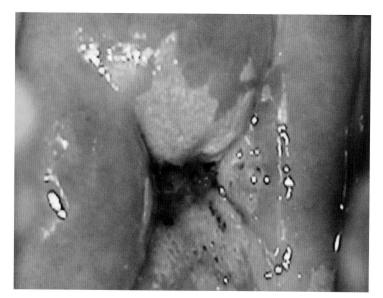

图 1.23　HSIL。病变遍布宫颈一圈,呈多灶性

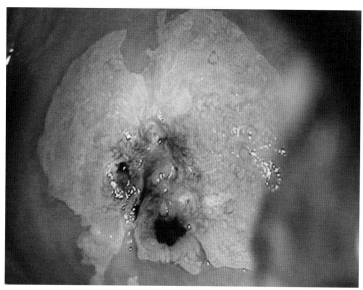

图 1.24　HSIL。病变境界清楚,可见细小镶嵌,位于宫颈一周

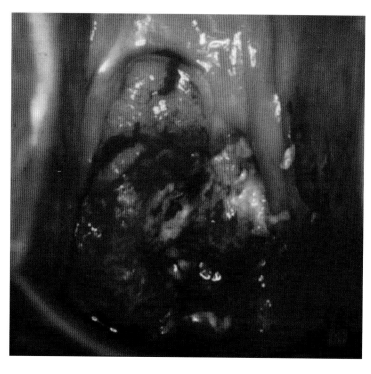

图 1.25　鳞状细胞癌(SCC)。病变隆起,形状不规则,质脆易碎。血管结构扭曲

(王晓艳　译)

第2章

正常宫颈细胞学

图 2.1　细胞量少伴大量细胞片段(液基制片,低倍)。在报告"标本评估不满意(细胞量少)"之前,应该在高倍镜下仔细观察细胞片段,以确保这些细胞无非典型性,一旦出现非典型细胞就应当进行判读分类

图 2.2　细胞量少伴细胞片段和单个深染细胞(液基制片,低倍)。在报告"标本评估不满意(细胞量少)"之前,除了要细心观察细胞片段外,也应仔细观察单个散在细胞是否存在非典型核

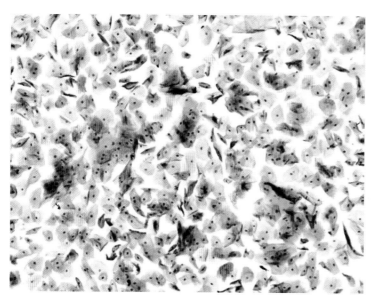

图 2.3　细胞量及染色俱佳的鳞状细胞(液基制片,低倍)。本例为制片及染色均为良好的液基制片,呈现"薄层"而非单层,代表 SurePathTM 制片方法的质量

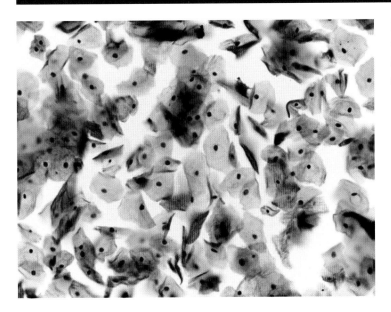

图 2.4　液基制片中的鳞状细胞(液基制片,中倍)。因为细胞分布均匀、随机,背景干净,且不存在风干的人为假象等特点,液基制片在美国得到广泛应用

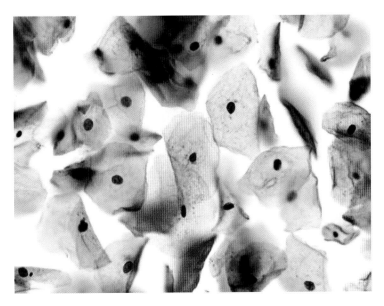

图 2.5　液基制片中的鳞状细胞(液基制片,高倍)。SurePath 制片可以清楚地显示细胞核的细节和独特的细胞质质地。中层细胞核是宫颈细胞学的"内对照",制片染色操作要稳定,以建立正常的染色质标准。表层细胞核大小是中层细胞核的一半,染色更深,这不是异常表现,而是反映细胞完全成熟,将细胞核排出,细胞死亡

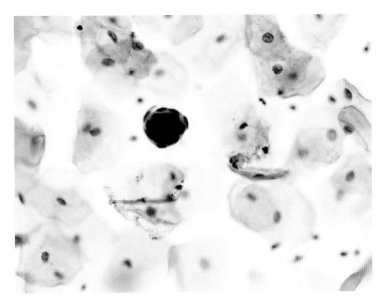

图 2.6　良性鳞状细胞珠(液基制片,中倍)。低倍镜下,这种结构很"吸引眼球"。高倍镜下,细胞团周边的核细长因而可确定为鳞状细胞珠,而子宫内膜细胞团外围的细胞核呈圆形

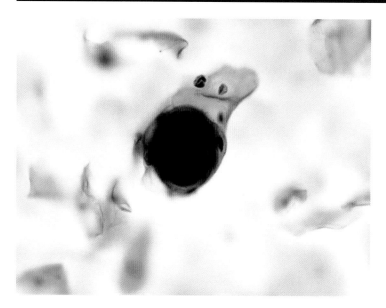

图 2.7　良性鳞状细胞珠(液基制片,高倍)。拍摄鳞状细胞珠总是具有挑战性,三维结构需要对焦,才能确定其细胞类型是鳞状细胞还是子宫内膜细胞,以及是否存在核非典型性。鳞状细胞珠的边缘细胞核小并且黏附于良性化生细胞,可证实这些细胞的类型及其良性特征

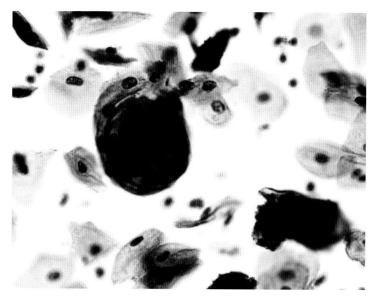

图 2.8　鳞状细胞珠(液基制片,高倍)。多数鳞状细胞珠由于中央的密度高而很难拍摄。这个鳞状细胞珠显示大多数中央细胞核和周围的上皮细胞分层,后者呈扁平状、低核/质比,而子宫内膜细胞团的周围细胞不是扁平状且有较高的核/质比

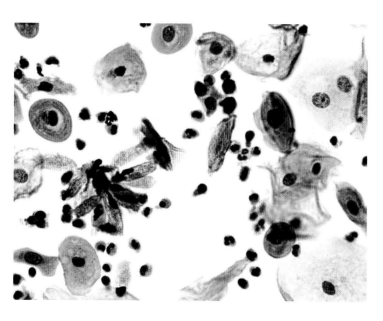

图 2.9　多种良性细胞(液基制片,中倍)。左侧宫颈管腺细胞的排列结构像一把扇子,呈黏液高柱状细胞。几个副基底细胞呈弧形围绕其左侧。右半图可见鳞状细胞的成熟现象,表现为较小的中层细胞和更成熟的中层细胞

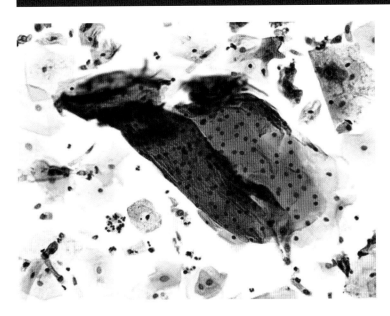

图 2.10　大片良性鳞状上皮(液基制片,中倍)。大片良性上皮反映了 SurePath 制片方法的轻柔解聚作用。固定和染色俱佳,透明度较好,能充分观察核细节和核/质比

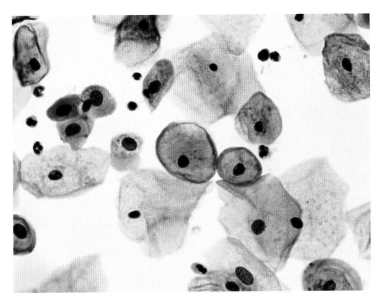

图 2.11　多种鳞状细胞(液基制片,高倍)。中央两个细胞有周围胞质环,不要误认为挖空细胞中更宽的周围胞质增厚。这些细胞是孕激素效应,因核偏位、细胞质常呈锥形而称为"舟状"细胞。中央左侧为副基底层细胞:体积较小,胞质欠透明,较高的核/质比,核大小超过图中其他细胞。图中大多数鳞状细胞为处于成熟过程的中层细胞,整个图片符合月经的后半期、妊娠期及绝经前期

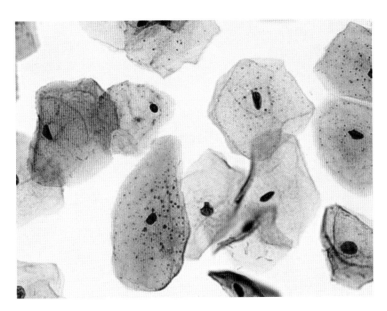

图 2.12　表层鳞状细胞(液基制片,高倍)。鳞状细胞的成熟过程表现为胞质和核的改变。细胞核变得较小,深染,不能复制。胞质由蓝变红,但不一定与核的变化同步。核的成熟阶段决定细胞的成熟阶段。透明角质颗粒反映了角蛋白的成熟。因此核固缩和含有透明角质颗粒的细胞是表层细胞,不管胞质颜色

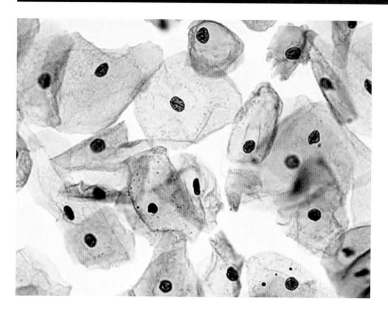

图 2.13　中层鳞状细胞(液基制片,高倍)。所有细胞的胞质呈蓝色,大多数细胞含有开放的(空泡状)染色质。图上方为舟状细胞,仍视为中层鳞状细胞。少数细胞核固缩,提示比其他细胞更成熟;如果进行细胞计数,这些细胞归入表层细胞

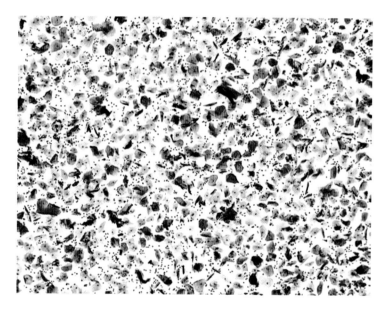

图 2.14　混合成熟模式(液基制片,低倍)。中层和表层鳞状细胞混合是月经中期女性的正常现象

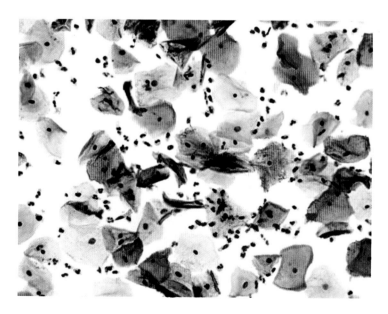

图 2.15　良性鳞状细胞(液基制片,中倍)。虽有炎细胞,但没有遮盖鳞状细胞。少数上皮细胞呈灰色粉尘状,提示阴道菌群转变,球菌占优势

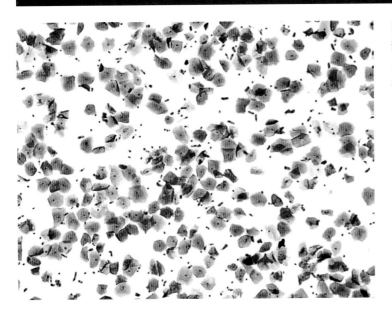

图 2.16　表层鳞状细胞(液基制片,低倍)。大多数细胞为表层鳞状细胞,提示雌激素比孕激素占优势。这种模式代表月经的前半期或外源性雌激素

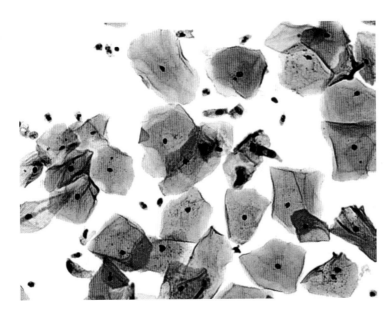

图 2.17　表层鳞状细胞(液基制片,中倍)。为图 2.16 高倍,显示细胞的成熟。炎症并不显著,表明成熟改变来自激素影响,而非炎症刺激

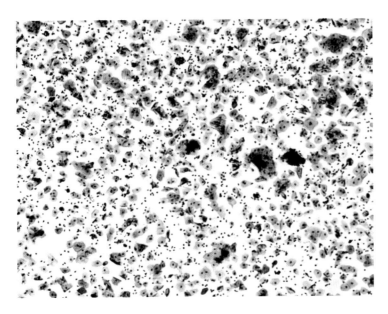

图 2.18　中层细胞成熟模式(液基制片,低倍)。中层细胞为主,表明孕激素效应占优势。原因可能是妊娠期、月经的后半期、避孕药或绝经前期雌激素水平低

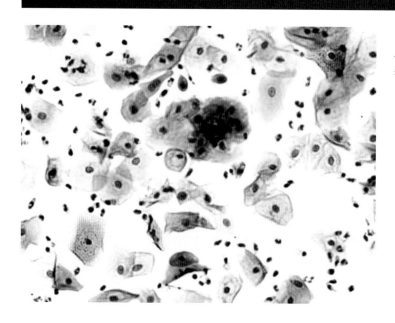

图 2.19　中层细胞成熟模式(液基制片,中倍)。虽有较多中性粒细胞,但主要为中层细胞或副基底层细胞,支持这些细胞受激素的影响

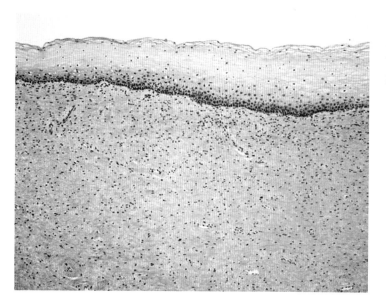

图 2.20　正常宫颈鳞状上皮 [子宫切除标本,苏木素 - 伊红(H-E)染色,中倍]。切片特地取自宫颈外口。注意间质内无腺体。本例显示宫颈复层鳞状上皮的典型厚度

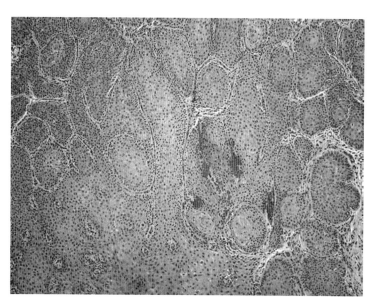

图 2.21　正常宫颈伴旺炽性鳞状化生累及宫颈管腺体(子宫切除标本,H-E 染色,中倍)。低倍结构可能担心浸润性鳞状细胞癌(SCC)。然而,如图所示放大观察可见部分横切,间质内大多数为圆形细胞巢,排列有序。这些细胞巢缺乏SCC 那样的成角形状、随机排列和促纤维性间质。鳞状细胞分化成熟,缺乏核非典型性。其他区域(本图未显示)含有部分累及的宫颈管腺体。如果需要,p16 染色将不显示高危型 HPV相关性病变中见到的典型弥漫性强阳性表达

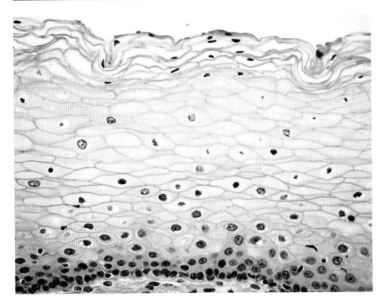

图 2.22 正常宫颈鳞状上皮(子宫切除标本,H-E染色,高倍)。上皮底部为基底层,表现为单层排列的上皮样细胞,核小而圆,染色质稍深染,较高的核/质比。基底层之上为 1～2 层副基底层细胞,形态学类似基底层,但核稍增大,胞质稍增多,核稍淡染。再向上是中层鳞状细胞,其形态学类似副基底层,但胞质更丰富。鳞状上皮的表面为数层表层鳞状细胞,与中层细胞相比,这些细胞更扁平,核更小,染色更深。注意每层鳞状细胞的核形态一致,染色质分布均匀,无明显增大,无形状变化。鳞状上皮从底部向表面呈有序的成熟现象(即,上皮底部的细胞呈基底样上皮样形态、核圆形和高核/质比,分化为上皮中层的胞质增多、低核/质比,再到上皮顶部的细胞扁平,核小而扁平)在鳞状上皮病变中消失

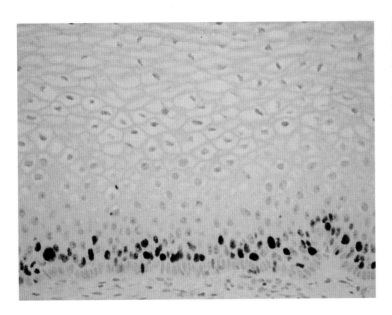

图 2.23 正常宫颈鳞状上皮(子宫切除标本,Ki67 染色,高倍)。注意 Ki67 染色在基底层基本缺失,仅在副基底层表达。特别是鳞状上皮中表层无细胞增殖,这与鳞状上皮内病变(SIL)正好相反

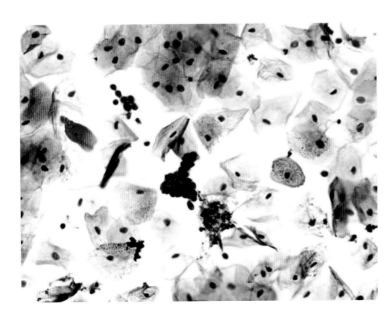

图 2.24 来自腺体颈部的良性宫颈管腺细胞(液基制片,低倍)。这些紧密排列的圆形细胞核可能被误认为是深染拥挤的细胞团(HCG),后者值得密切关注

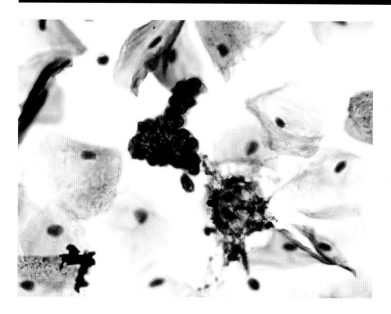

图 2.25　来自腺体颈部的良性宫颈管腺细胞(液基制片,中倍)。从细胞团脱落的单个细胞,可见温和的染色质和薄的核膜。细胞团内缺少羽毛状结构排除原位腺癌(AIS),而缺少终板和纤毛则排除子宫下段细胞

图 2.26　多层良性鳞状细胞(液基制片,中倍)。虽然通常认为液基细胞学(LBC)是"单层",但即使是最强烈的处理方法也不可能分开所有细胞,所以最好称为"薄层"。巴氏染色的优点是能够穿过厚的细胞团,并能细致地观察大多数细胞

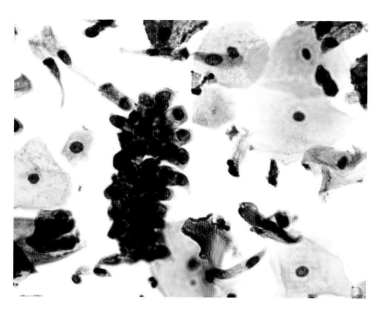

图 2.27　具有胞质拖尾的良性宫颈管腺细胞(液基制片,中倍)。不要误认为是 AIS 的"羽毛状"结构,这些拖尾仅仅反映了细胞与基底膜的连接。左上方单个细胞有这种拖尾现象,但与 AIS 的羽毛状细胞相比这些细胞核很小,AIS 中的细胞核占整个细胞至少三分之二。细胞团内的细胞核圆形和淡染。而 AIS 中细胞核呈卵圆形和深染

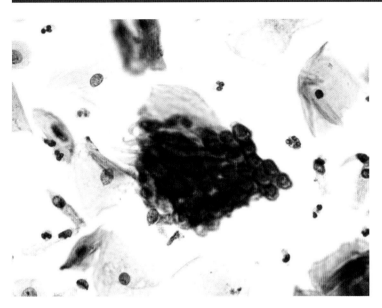

图 2.28　具有胞质拖尾的良性宫颈管腺细胞(液基制片,高倍)。这些 HCG 需要仔细观察,由于细胞核拥挤和拖尾而可能被认为来自高级别病变。然而,这些细胞核呈圆形和淡染,很可能来自腺体颈部

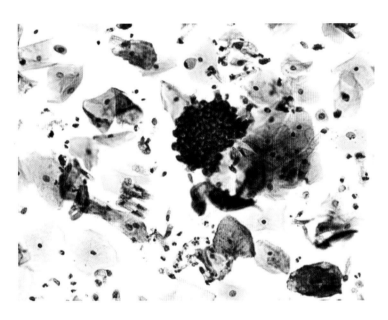

图 2.29　良性宫颈管腺细胞的多种表现(液基制片,低倍)。单个宫颈管腺细胞呈高柱状,并行排列。图片中央大的细胞团呈蜂窝状排列(细胞在涂片从上向下观察或从下向上观察所致)。微调显微镜焦距可同时显示细胞质或细胞核

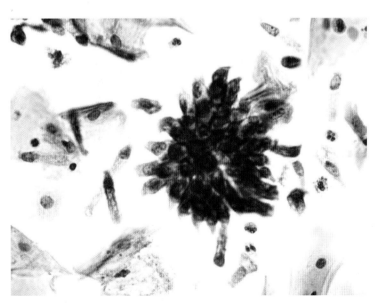

图 2.30　良性宫颈管腺细胞(液基制片,中倍)。这些宫颈管腺细胞像菊花瓣,具有良性细胞的低核／质比。单个细胞也是同样的标准

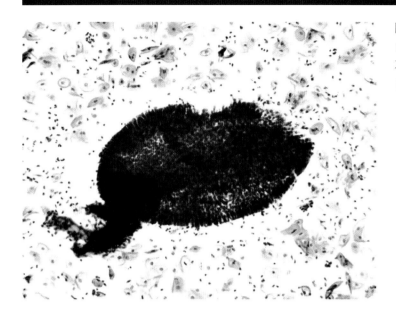

图 2.31　大的宫颈管片段(液基制片,很低倍)。由于使用了强烈的取样设备,大的组织片段并不少见,需要仔细观察有无肿瘤性病变。这个良性细胞团有血管轴心,可能来自息肉

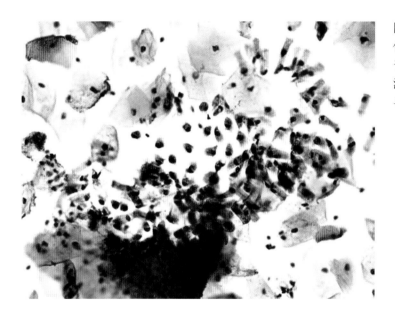

图 2.32　散在的宫颈管腺细胞(液基制片,中倍)。宫颈管腺细胞团常见于液基制片中,但由于机械力作用,它们通常散在分布。评估宫颈涂片中的移行区,如果未见到细胞团,应该仔细寻找单个宫颈管腺细胞

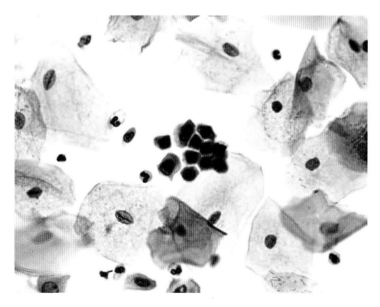

图 2.33　宫颈管腺细胞,正反面(液基制片,高倍)。当涂片中的宫颈管腺细胞以相同的基底面或黏膜面接触涂片时,会呈现高核/质比。微调显微镜焦距,可同时观察到所有细胞的细胞质或核,这种方法可以区分良性柱状细胞和非典型化生性细胞(无腺细胞样胞质)

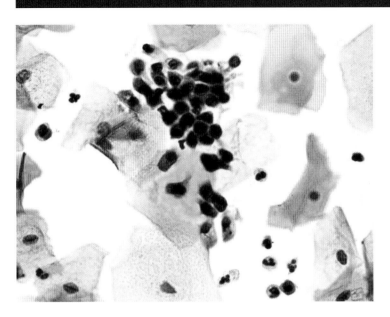

图 2.34　宫颈管腺细胞,正反面与侧面(液基制片,高倍)。宫颈管柱状细胞的多种观察面。注意不管哪种观察面,核大小和染色质都是相似的

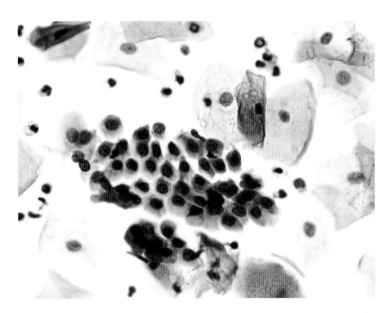

图 2.35　宫颈管腺细胞,部分具有化生性改变(液基制片,高倍)。细胞团中部分细胞质欠透明、高核 / 质比,而其他细胞含有丰富的透明胞质。比较所有细胞核,如果均为圆形核,大小相似,染色质淡染,则确认这些细胞为良性。如果化生细胞的形态学不一致,则考虑非典型化生,并在整张涂片中仔细寻找更多非典型细胞

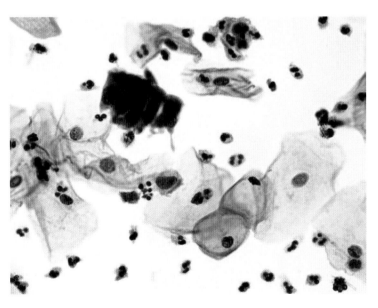

图 2.36　宫颈管腺细胞和终板(液基制片,高倍)。沿着这些细胞腔面的平直边缘为终板,说明来自子宫下段。这些细胞也可能出现纤毛。其对侧胞质有拖尾,不要误诊为“羽毛状”结构。这些细胞呈低核 / 质比,而 AIS 中羽毛状细胞的细胞核至少为柱状细胞质的三分之二

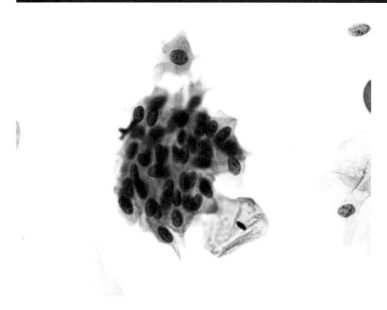

图 2.37　化生改变的宫颈管腺细胞(液基制片,中倍)。胞质欠透明提示鳞状分化。然而,细胞核呈椭圆形、空泡状,胞质拖尾提示它们与基底膜相连,是宫颈管腺细胞的典型特征。图片上部的细胞虽有相似的核特征,但由于细胞核位于中央和多个胞质拖尾,以及上皮的镶嵌状排列,该细胞是明确的化生性细胞。宫颈管腺细胞只有一个拖尾

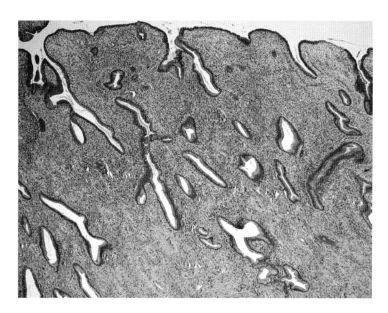

图 2.38　良性宫颈管黏膜(子宫切除标本,H-E染色,中倍)。表层黏膜面有褶皱。其下方为简单的腺体伴有限分支,位于间质内。腺体排列有序,腺体之间为丰富的间质

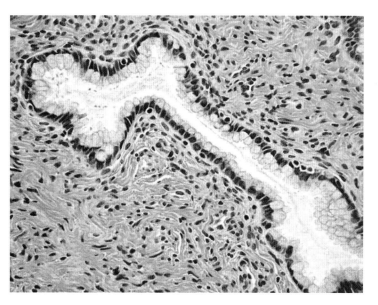

图 2.39　正常的宫颈内口黏膜(子宫切除标本,H-E 染色,高倍)。简单的腺体,衬覆柱状细胞,细胞核圆形,位于基底部。细胞核稍深染,染色质分布均匀,无明显核仁或核分裂象。胞质内有丰富的黏液

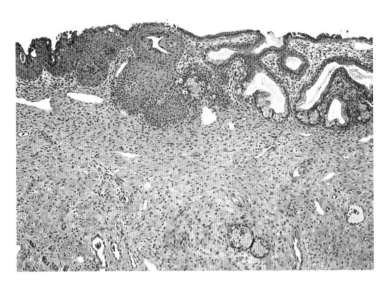

图 2.40　正常宫颈管黏膜(移行区,子宫切除标本,H-E 染色,中倍)。移行区由鳞状上皮和腺上皮组成,本例移行区主要由宫颈管腺体组成,部分区域鳞状化生。有些腺体几乎完全被鳞状化生取代,但黏膜的最表面部分仍保留一层完整的宫颈管腺上皮

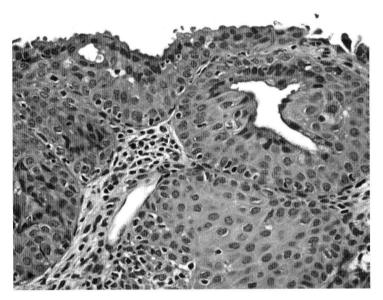

图 2.41　正常宫颈管黏膜(移行区,子宫切除标本,H-E 染色,高倍)。本例鳞状化生几乎位于完整的单层宫颈管腺上皮之下。注意鳞状化生细胞具有温和、大小一致的细胞核和低核 / 质比。这种表层保留宫颈管腺上皮层的特征对确定病灶是化生还是 SIL 通常有帮助。然而,后者偶尔可位于正常宫颈管腺上皮下

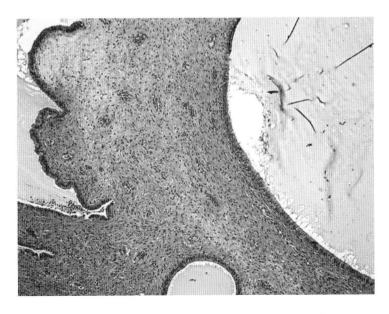

图 2.42　正常子宫下段(子宫切除标本,H-E 染色,中倍)。子宫下段是宫颈和子宫内膜之间一个组织学上边界不清区域。此处兼有宫颈管型和子宫内膜型上皮的结构和细胞学。本例宫颈管常见的黏液性上皮位于图左,假复层和输卵管化生的子宫内膜上皮位于图右和图下方中央。间质类似宫颈管间质

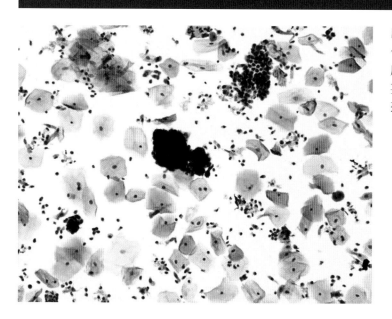

图 2.43　不同细胞类型的腺细胞团(液基制片,低倍)。这两个大的组织片段明显不同。右上细胞团排列分散,中央细胞团紧密成簇。虽然需要高倍观察才能明确识别,但前者很可能是宫颈管腺细胞团,后者可能是子宫内膜细胞团

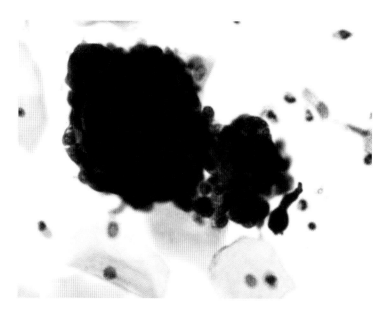

图 2.44　子宫内膜花环(液基制片,高倍)。仔细观察上图中央的细胞团可以确定这些细胞来自子宫内膜,因其形态类似环形家庭装饰品而称为"花环"。图中腺细胞围绕中央的间质排列,形成双轮廓结构。这种结构通常出现于月经期,为自发脱落所致,而非刮宫引起

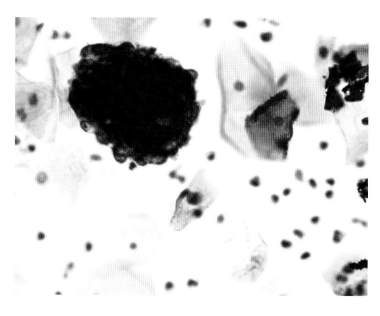

图 2.45　良性子宫内膜细胞(液基制片,高倍)。与良性宫颈管腺细胞相比,子宫内膜细胞团中央较厚,边缘较薄而均匀。外层为上皮细胞,中央为间质细胞。这种环形细胞团是自发性脱落,不同于器械取样获得的子宫下段细胞

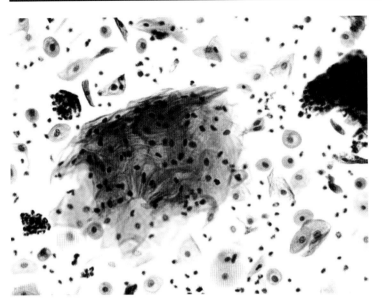

图 2.46　深染拥挤的细胞团(HCG,液基制片,中倍)。HCG 可含有多种细胞类型,而且可从良性到高度病变和原位癌,因此一定要高度重视。虽然在高倍镜下才能观察到这些细胞的性质,但并非总是很有信心。任何不确定性都要在报告中体现出来,并要求进一步检查

图 2.47　子宫内膜细胞(液基制片,中倍)。一个吸引眼球的细胞团需要高度重视。患者的月经史和以前的子宫异常表现是重要的因素

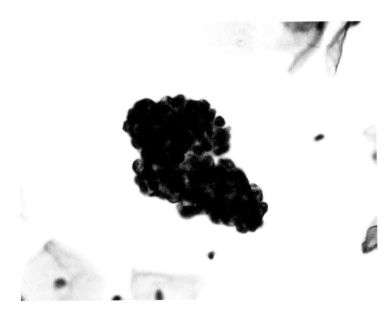

图 2.48　子宫内膜细胞(液基制片,高倍)。紧密成簇的小细胞值得高度重视。可能难以识别其性质。如果患者正处于月经期,称之为子宫内膜细胞是合理的。然而,它们也可能来自罕见的宫颈小细胞性肿瘤。任何不确定性都要与临床医生及时沟通,要求进一步检查以明确细胞的来源及性质

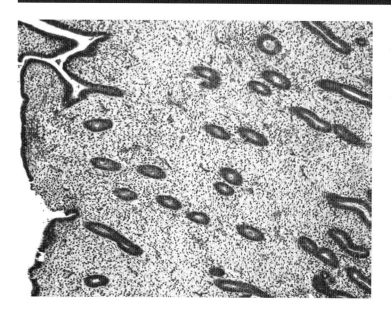

图 2.49　增殖期子宫内膜(子宫切除标本;H-E
染色,中倍)。腺体结构简单,小管状,由丰富的
间质分隔,腺体与间质的比例≤1∶1。内膜表
面被覆上皮与腺体的上皮相同。间质细胞丰富,
可见小圆形血管。

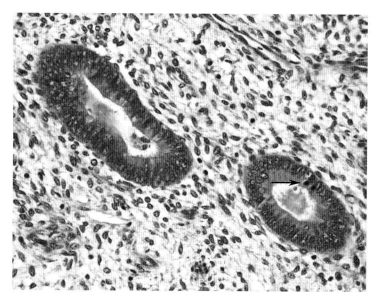

图 2.50　增殖期子宫内膜(子宫切除标本,H-E
染色,高倍)。腺体结构简单,小管状,被覆假复
层柱状上皮,核圆形至椭圆形,胞质中等,粉染。
核染色质呈点彩状,偶见明显的核仁,可见一个
核分裂象(箭头)。间质细胞丰富,核圆形至卵圆
形,胞质稀少。可见小圆形血管和细长的薄壁
血管

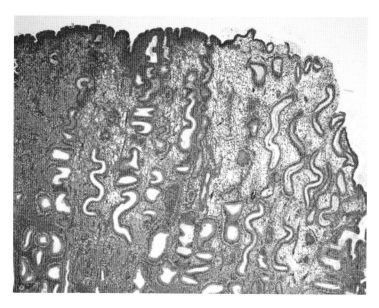

图 2.51　分泌期子宫内膜(子宫切除标本,H-E
染色,低倍)。与增殖期子宫内膜相比,分泌期子
宫内膜通常较厚。与增殖期子宫内膜相反,腺
体结构较复杂。本例中,腺体呈明显的螺旋状。
间质水肿的程度根据分泌期子宫内膜的天数而
不同(21 ～ 22 天最明显)。图中间质水肿明显

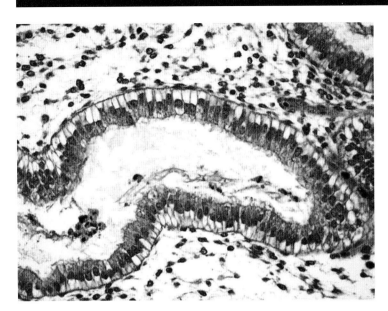

图 2.52　分泌期子宫内膜(子宫切除标本,H-E 染色,高倍)。腺体的细胞学变化根据分泌期的天数而不同。本例中,核下空泡出现提示为月经第 17 天。值得注意的是,与增殖期子宫内膜腺体相比,分泌期子宫内膜的腺细胞核更圆,染色质淡染甚至均匀,而上皮假复层、核分裂象、明显核仁和输卵管化生等现象相对缺乏。细胞质淡染,腺体腔面比增生期更不规则(其他病例)。而且本例间质明显水肿

(李世兰　译)

第3章

感染性微生物

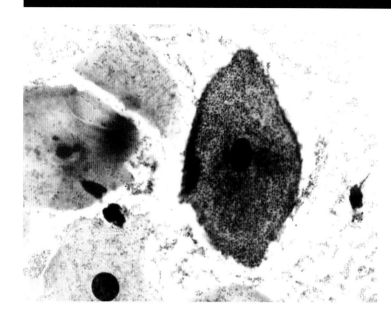

图 3.1   细菌性阴道病(常规涂片,高倍)。单个上皮细胞表面布满大量阴道加德纳杆菌并混合其他厌氧菌,阴道的正常菌群被破坏。大多数细菌覆盖在上皮细胞表面,称为线索细胞,但背景内也可见散在的球菌。尽管认为这种情况为感染,然而宿主反应通常很轻或没有,除非合并了其他阴道感染。关于细菌性阴道病是性传播性疾病,还是机体自身原因如糖尿病、肥胖、不良卫生习惯等所致,目前仍有争议

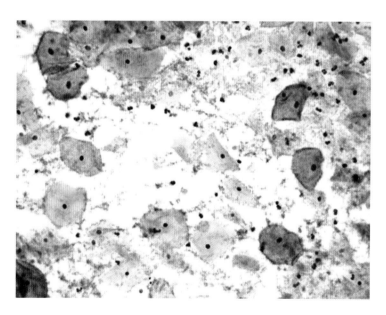

图 3.2   大量细菌,排除细菌性阴道病(常规涂片,低倍)。虽然一些上皮细胞覆盖细菌,但背景内也可见很多游离的细菌以及散在的白细胞。此图属于非特异性细菌感染,可能由加德纳菌属及其他杆菌和球菌引起

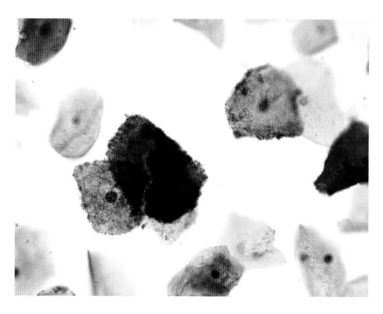

图 3.3   典型的细菌性阴道病(液基制片,中倍)。细菌不连续地覆盖上皮细胞,背景中没有任何细菌分布,毫无疑问这是由阴道加德纳杆菌引起的,但明确鉴定仍需要做细菌培养

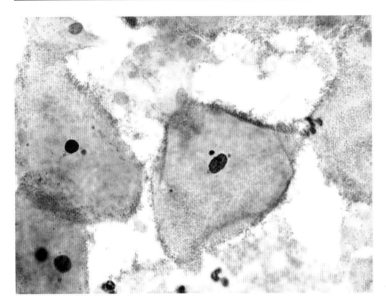

图 3.4　假线索细胞(液基制片,高倍)。尽管细菌覆盖于上皮细胞,但它们在细胞外周和背景中更明显。与上图相比,有人认为完全干净的背景才是诊断细菌性阴道病的必要条件。细菌培养是证实细菌类型的唯一方法

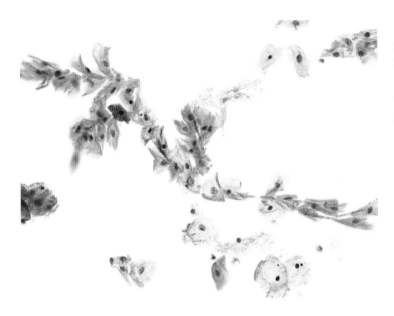

图 3.5　念珠菌(液基制片,低倍)。念珠菌可能是一种共生酵母菌,当酵母菌生长过度并超过乳酸杆菌的正常竞争时可引发炎症。这通常是由于非妇科疾病进行抗生素治疗,导致阴道内常驻细菌死亡的结果。念珠菌在人体正常体温环境中以菌丝、假菌丝或芽生酵母的方式生长

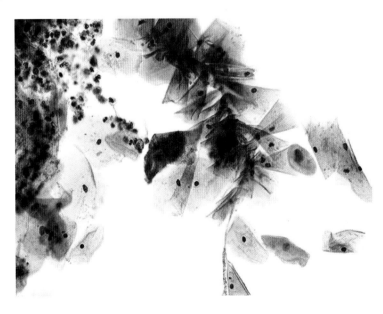

图 3.6　念珠菌(液基制片,低倍)。鳞状上皮似乎被念珠菌菌丝黏附成串(烤肉串效应)。虽然邻近区域有白细胞,但受累的上皮细胞缺乏任何炎症反应

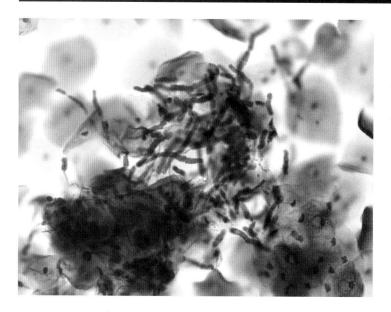

图 3.7　菌丝,可能是念珠菌(液基制片,中倍)。尽管白色念珠菌是女性生殖道中最常见的真菌,但其他真菌也可以存在,如比白色念珠菌更小的光滑念珠菌。在宫颈细胞学诊断中不要试图进行真菌分类,考虑"酵母菌型"大类是最谨慎的

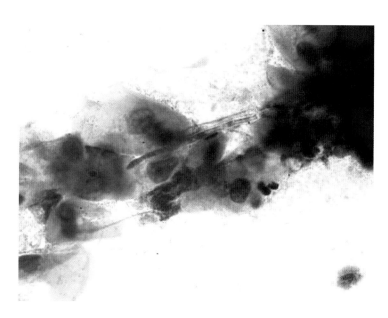

图 3.8　非典型鳞状细胞,意义不明(ASC-US)伴真菌菌丝(常规涂片,高倍)。即使没有炎症细胞,非特异性上皮细胞改变也可见到真菌感染。菌丝侵入成熟的鳞状上皮层,造成反应性细胞核增大,核/质比增加,但没有大或小的胞质空晕。在这种情况宜分类为 ASC-US,但如果 HPV 阴性也不要感到惊讶,特别是 30 岁以上患者

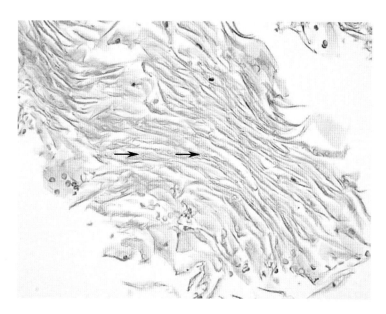

图 3.9　真菌,符合念珠菌(阴道活检,H-E 染色,高倍)。在脱落的鳞状上皮片段中发现少许酵母菌(箭头)。注意用红细胞比较其大小。菌丝虽也存在,但在这个病例中几乎无法察觉。只见到少量炎症细胞。在许多病例中,如果不在高倍镜下对比观察,很难在 H-E 染色中识别出真菌

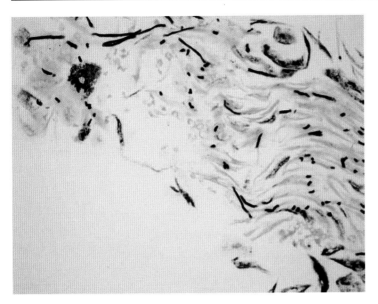

图 3.10 真菌,符合念珠菌(阴道活检,六胺银染色,高倍)。在脱落的鳞状上皮片段中发现大量的酵母菌和菌丝(与图 3.3 ~图 3.9 为同一病例)。真菌染成黑色,而鳞状上皮为淡绿色。注意用红细胞比较酵母菌的大小。本例红细胞染成绿色,然而其他病例中红细胞偶尔染成黑色

图 3.11 阴道滴虫(液基制片,低倍)。滴虫常引起急性炎症反应,但有时不然。低倍镜下滴虫并不醒目,但如果考虑到寄生虫可能会察觉。其大小类似白细胞,但没有深染的核

图 3.12 阴道滴虫(液基制片,中倍)。它是全球最常见的非病毒性性传播感染,通常不会引起炎症反应。这种原虫大小和中性粒细胞相同或略大,巴氏染色略呈灰色。特征性改变并不总是很明显,但卵圆形、一端有轴杆(尾巴)以及粉色颗粒等特征可以与无核的白细胞相区别

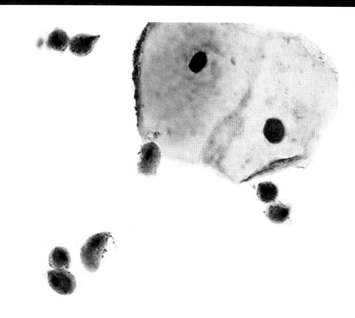

图 3.13 阴道滴虫(液基制片,高倍)。这些卵圆形寄生虫大小不一,一端较尖有助于识别,但决定性特征是每个虫体的灰绿色细胞质中可见单个深染的小核。注意干净的背景

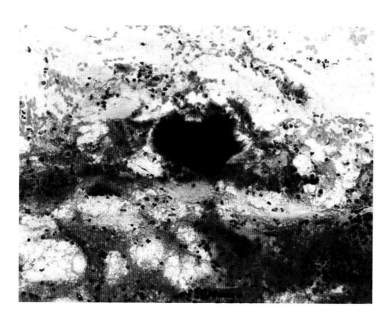

图 3.14 放线菌(常规涂片,低倍)。在宫内节育器(intrauterine device,IUD)出现之前,这种微生物几乎未见于女性生殖道。最好在低倍镜下观察,貌似"粉尘球"。女性生殖道的放线菌菌落通常看不到中央的"硫磺颗粒",这与口咽部放线菌不同

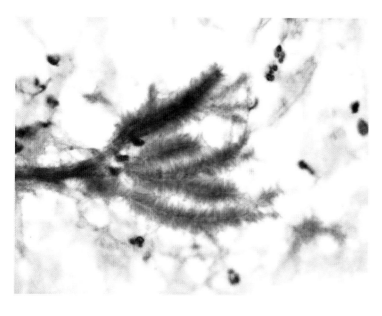

图 3.15 放线菌(常规涂片,高倍)。从菌落中心放射状延伸出来的细丝状菌丝表面覆盖着球状或棒状细菌,形成绒毛状的外观。细菌的形成是由于菌丝体的分解引起的。它们是厌氧菌,可以解释它们易于在输卵管中生长最好,并导致输卵管脓肿。否则,这些微生物通常是无害的

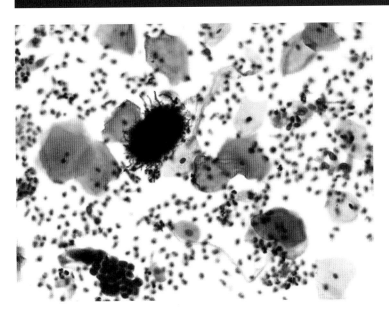

图 3.16　放线菌(液基制片,中倍)。本例是典型的 IUD 患者,可能继发于这种革兰氏阳性微生物感染。然而,放线菌的存在通常与病理改变并不相关;因此必须结合临床

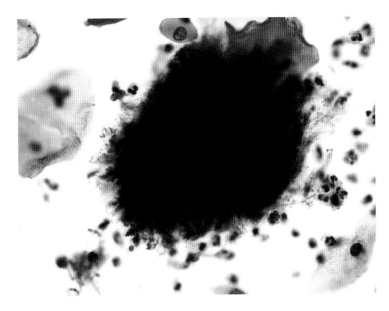

图 3.17　放线菌(液基制片,高倍)。仔细观察图 3.16 中的菌落,就会发现呈放射状扩展的细丝,这种形态支持细菌微生物,总体上考虑菌丝菌落

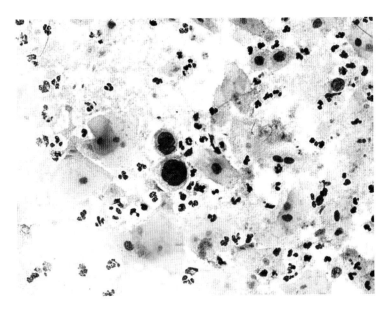

图 3.18　单纯疱疹病毒(HSV,常规涂片,中倍)。HSV 感染常见于性活跃女性,但在宫颈细胞学中很少被诊断,因为这种活动性感染只持续 2～3 周。细胞学变化是典型和明确的,只累及核染色质,常形成多核细胞伴很少的胞质边缘。这种细胞常伴有浆液性背景中的急性炎症,表明它们来自破裂的水疱,水疱中存在病毒繁殖

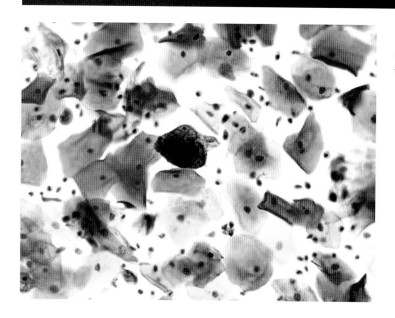

图 3.19　HSV(液基制片,中倍)。多核细胞含有多个核内包涵体,周围绕以空晕。细胞核相互挤压并重叠。细胞质几乎不可见

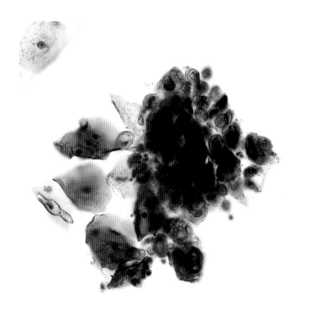

图 3.20　HSV(液基制片,高倍)。这种大片上皮细胞团很少见,因为所有细胞似乎都感染了HSV。核改变表明染色质呈毛玻璃样崩解。可见多核,但并非见于每个细胞

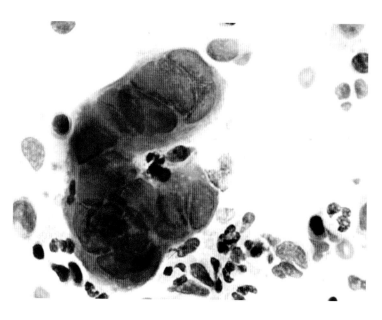

图 3.21　HSV(常规涂片,高倍)。多核的特征是一个核被另一核压扁,形成镶嵌现象,这是 HSV感染的诊断依据。核染色质毛玻璃样和核膜增厚使形态学改变更加完整。当在孕妇宫颈细胞学中见到这些变化时,必须立即告知临床医生,因为 HSV 感染可能威胁到胎儿的生命

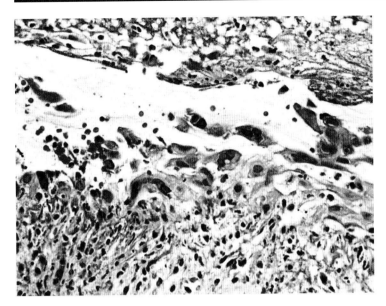

图 3.22　HSV（宫颈活检，H-E 染色，高倍）。图片中央三分之一分散或群集的鳞状上皮内可见病毒包涵体。细胞核增大，呈"毛玻璃"样，并见细胞核重叠或合胞体样。也可见到丰富的粉色胞质。图片下方三分之一是溃疡床，而坏死碎屑和炎症细胞则位于图片上方三分之一。在这样的溃疡和炎症背景中，含有病毒包涵体的鳞状细胞在低倍镜下可能会被遗漏

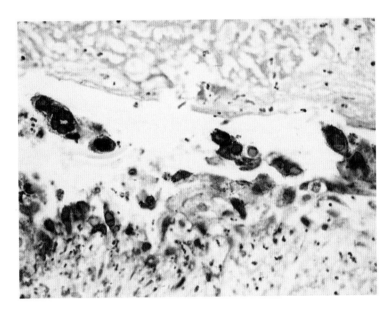

图 3.23　HSV（宫颈活检，HSV 染色，高倍）。在分散的单个或群集的鳞状细胞中，核内病毒包涵体（与图 3.3 ～图 3.22 为同一病例）呈 HSV 染色阳性。细胞核合胞体在图中央最左侧尤为明显。值得注意的是，在受感染的鳞状细胞的胞质中也存在着阳性染色反应，这表明病毒抗原并不只局限于细胞核

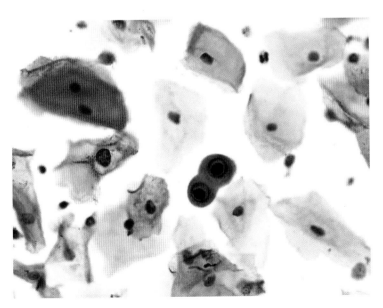

图 3.24　巨细胞病毒（CMV，液基制片，中倍）。与 HSV 相似，CMV 感染细胞核脱氧核糖核酸（DNA），使细胞增大，有时产生子代细胞，但不像 HSV 会形成多核重叠改变。顾名思义，受感染细胞呈特征性地增大，并且总是伴有大的核内包涵体，周围可见空晕。染色质边集使核膜增厚。偶尔可见胞质内卫星包涵体。细胞质呈典型的不透明状，界限清楚

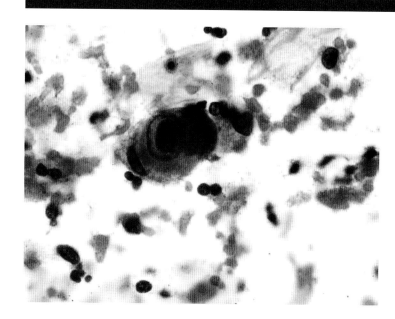

图 3.25 CMV（常规涂片，高倍）。一个大的紫色核内包涵体被界限清楚的空晕环绕。在 6 点方向可见一个小的卫星包涵体。细胞团中的其他细胞看上去未被感染，因为它们比受感染细胞小，而且细胞核中没有任何 CMV 感染的特点

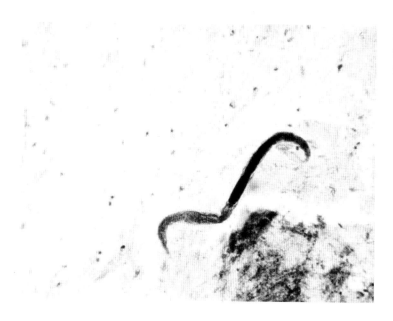

图 3.26 类圆线虫（常规涂片）。阴道涂片中的类圆线虫！这可能被误认为是合成纤维或其他无关紧要的人工假象。建议寄生虫学专家会诊

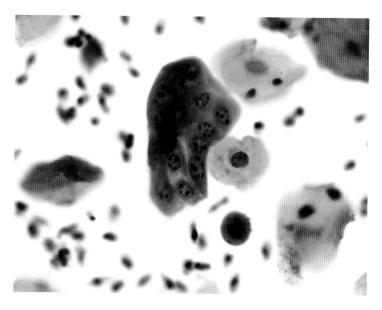

图 3.27 腺病毒（液基制片，高倍）。这种感染在宫颈细胞学中很少见到，除非核的改变征如图中所示具有特征性，否则可能会误为是退变性改变。临床上，患者可能有与膀胱感染或腹泻有关的症状。女性生殖道通常无症状，细胞学的变化只是反映了邻近的感染

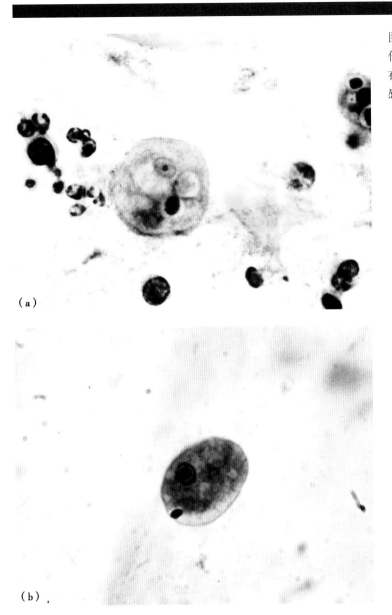

（a）

（b）

图 3.28（a,b）　阴唇内棘阿米巴（常规涂片,高倍）。虽然在日常工作中很少见到这些原虫,但在 IUD 妇女中可能会遇到,并且常伴有放线菌感染

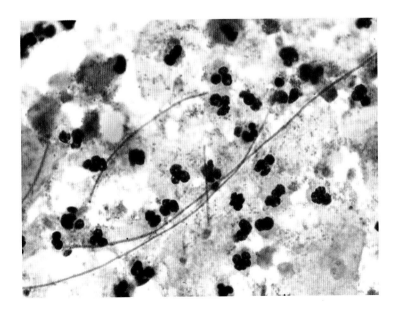

图 3.29　纤毛菌（常规涂片,高倍）。这种丝状微生物常与阴道滴虫感染相伴,但也可能单独出现。它本身并不致病,只是提示正常阴道菌群的失衡,导致病原菌过度生长并可能引起细菌性阴道病。它的形态可类似于乳酸杆菌（一种"有益"菌）,但它的菌丝更长,并且常形成环状

（魏晓莹　译）

第4章

未见上皮内病变或恶性细胞

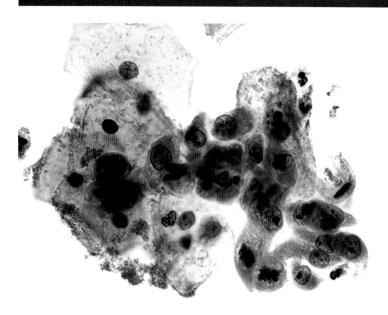

图 4.1　反应性改变(液基制片,高倍)。在同一样本中宫颈管腺细胞的反应性改变(包括核分裂象)比鳞状细胞更显著。只要是正常的核分裂象,该病变就可能是良性。其他反应性特征包括核仁显著、核增大、核染色质细颗粒状且分布均匀

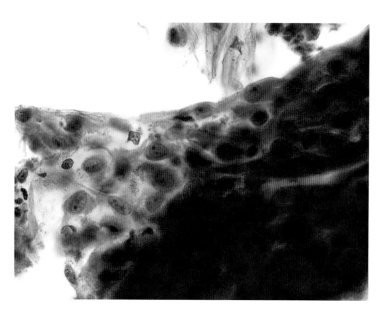

图 4.2　反应性改变(液基制片,高倍)。与上图不同,这团细胞呈镶嵌状片状排列,细胞质比宫颈管腺细胞更不透明以及细胞间连接反映鳞状分化。细胞核与宫颈管腺细胞相似,有明显的小核仁。

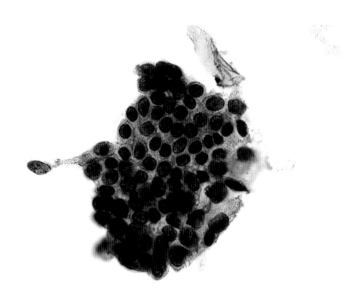

图 4.3　反应性改变(液基制片,高倍)。这些是宫颈管腺细胞,其特征包括胞质有纹理 / 水泡状,胞质边缘清晰,核中度增大

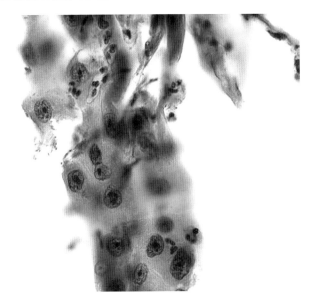

图 4.4　反应性或修复性(液基制片,高倍)。这片上皮细胞兼有鳞状细胞和腺细胞的特征,这表明正在进行的修复过程。当上皮发生缺损时,完整的边缘向中心愈合,主要目的是覆盖伤口,而不顾分化。胞质是鳞状细胞的反映(保护性),核与宫颈管腺细胞相似,而宫颈管腺细胞是宫颈上皮中再生能力较强的成分。核仁反映了组织的活跃再生状态,核分裂象也可见到

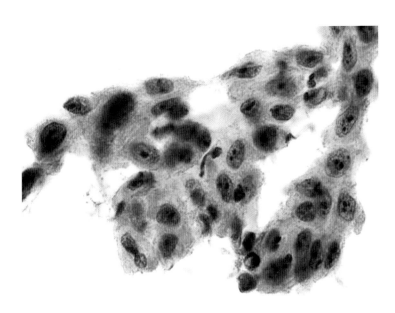

图 4.5　反应性或修复性(液基制片,高倍)。这片上皮细胞虽与上图相似,但胞质稍有些缺损,提示这些细胞来自宫颈外口的宫颈管部分

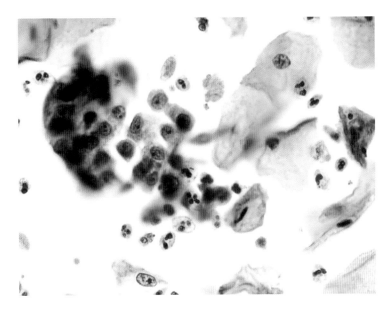

图 4.6　反应性或化生性(液基制片,高倍)。这些细胞团中的每个细胞都可视为化生性。细胞核大小一致,呈圆形,细胞的大小和形状与该细胞团右侧的中层鳞状上皮相同。化生性细胞有核仁,反映了它们具有分裂能力

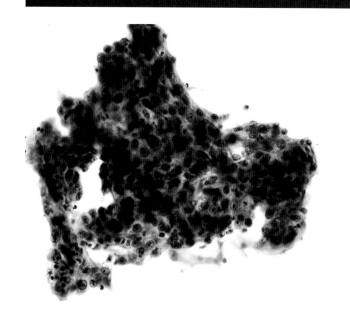

图 4.7 修复（液基制片，中倍）。明显的核仁、细胞核大小和形状一致等特征符合"典型修复"，应当判读为良性改变。注意不要将修复性改变过度判读为异型增生或恶性

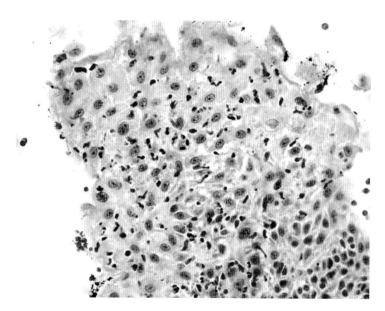

图 4.8 非典型宫颈鳞状上皮伴反应性或修复性改变（活检，H-E 染色，高倍）。鳞状细胞核增大，核形态基本一致。可见核仁显著、染色质均匀淡染、核膜光滑、低核 / 质比，未见核分裂象。鳞状上皮含有大量炎症细胞并有一定程度的细胞间水肿。图片右下角显示副基底层上皮的斜切面。以上特征不符合 SIL。本例 p16 染色不会显示 HSIL 和部分 LSIL 那样典型的弥漫强阳性。这种情况下检测 Ki67 增殖指数也是难以判读的，因为病变中夹杂大量的炎症细胞而干扰染色结果

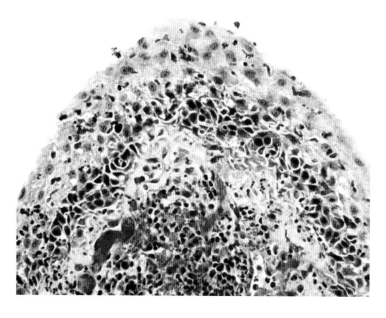

图 4.9 非典型宫颈鳞状上皮伴反应性或修复性改变（活检，H-E 染色，高倍）。鳞状上皮的细胞学特征类似于图 4.4 ～图 4.8 。注意明显的核仁。副基底上皮也较明显，低倍镜下会担心 HSIL。然而，本例细胞学特征符合反应性或修复性病变，不足以诊断为 SIL。p16 染色也有助于排除 HSIL 的可能性，而 Ki67 无帮助，因为副基底层本身就会显示增殖活性。除了鳞状上皮内炎症细胞外，间质中也有大量炎症细胞。当炎症显著时，非典型鳞状上皮的鉴别诊断应始终考虑到反应性或修复性改变。重要的是，要考虑到 SIL 偶尔会并发炎症，因此，炎症本身不能排除 SIL 的可能性

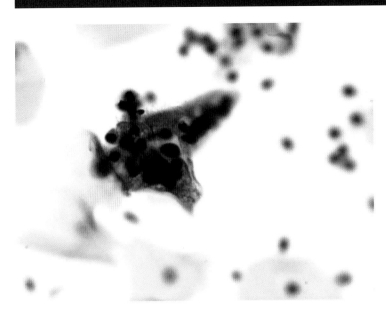

图 4.10a　输卵管化生(液基制片,高倍)。宫颈管和子宫内膜之间交界区的宫颈管腺细胞天生具有纤毛,帮助精子从阴道向宫腔内运动。这不是真正的化生,但"化生"这个术语在文献中已经成为习惯用法

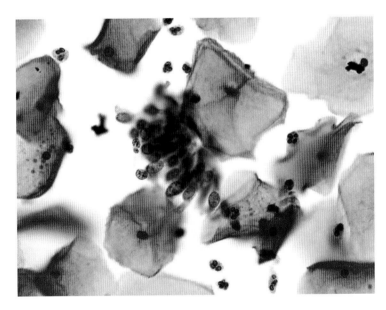

图 4.10b　输卵管上皮化生(液基制片,高倍)。这个带状的宫颈管腺细胞呈复层排列,细胞核几乎形成羽毛状边缘,此特征与 AIS 有关。然而有些细胞顶端有纤毛,提示它们是有纤毛的良性宫颈管腺细胞,而不是腺细胞病变;此外,这些细胞染色质温和,没有出现核深染

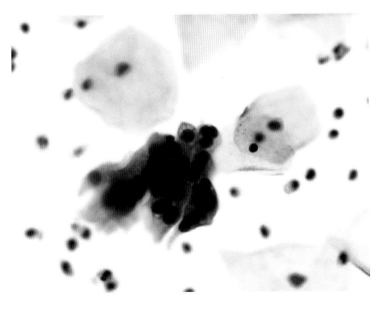

图 4.10c　输卵管上皮化生(液基制片,高倍)。这团细胞核深染、核重叠,这两个令人担心的特征常导致输卵管化生被误认为腺细胞病变。但是该细胞团的一侧边缘是光滑的,提示存在终板,而且终板上有纤毛。有些病例中纤毛可能不像终板那样容易识别

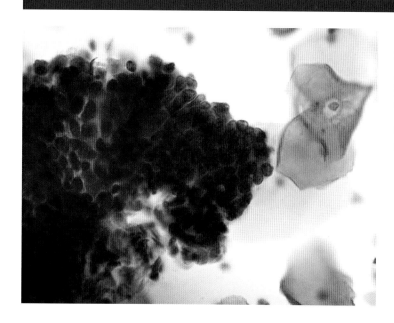

图 4.10d　输卵管上皮化生(液基制片,中倍)。这块组织片段的细胞核深染、重叠,边界不规则,高核/质比。上述特征具有高度非典型性,这个引人注目的病例生动地说明了输卵管化生可能貌似腺癌。细胞团左上角的细胞有确定无疑的纤毛,这种可靠的发现可能仅见于大块组织片段的局部

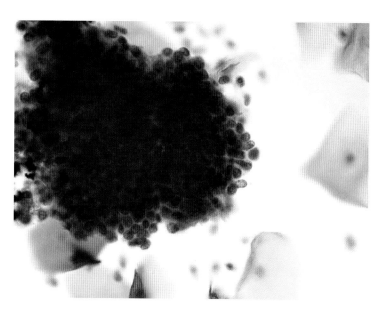

图 4.10e　输卵管上皮化生(液基制片,中倍)。另一例组织片段演示非典型输卵管上皮化生会达到何种程度。容易见到非典型特征和核深染,细胞团中心最为显著。然而组织片段的边缘含有纤毛细胞,或许更明显的是细胞有明确的终板,在腺癌中不会见到终板导致的明显"平坦"的细胞质边界

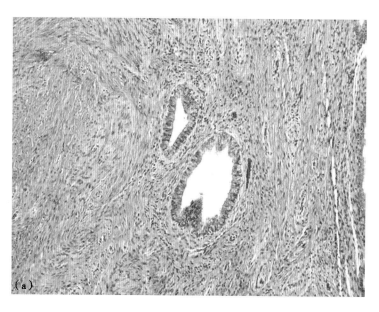

(a)

图 4.11　宫颈的输卵管-子宫内膜样化生 [子宫切除术,H-E 染色,(a)中倍,(b)高倍]。低倍镜下,这些腺体深染,可能会担心宫颈管 AIS。但在高倍镜下,腺上皮的特征类似子宫内膜上皮伴输卵管上皮化生。本例中,上皮呈假复层柱状细胞,核圆形至椭圆形。有些细胞核深染,位于增殖期子宫内膜形成的形态学谱系中。细胞核圆形,细胞质丰富粉染,腔缘有纤毛,提示输卵管上皮化生。注意,没有宫颈 AIS 那样的核增大、核深染和核分裂象。虽然输卵管上皮化生通常是不支持诊断 AIS 的有帮助的线索,但也有罕见例外。p16 和 Ki67 染色有助于诊断,AIS 显示 p16 弥漫强阳性和 Ki67 高增殖指数,而输卵管-子宫内膜样化生通常呈局灶性或斑片状 p16 表达和低增殖指数

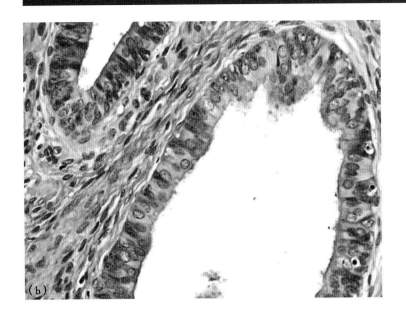

图 4.12a　非典型不成熟鳞状化生（AIM，活检，H-E 染色，高倍）。鳞状上皮有些扁平，没有完全成熟，高核 / 质比，可疑核深染。未见核分裂象，核没有显著增大，因此单靠形态学特征，不能明确诊断为 HSIL（见第 6 章）。鉴别诊断主要为不成熟鳞状化生和 HSIL

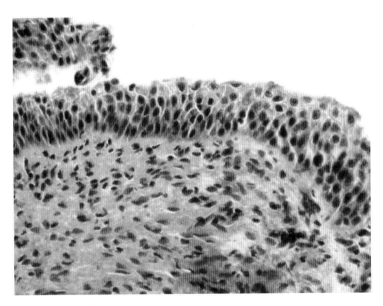

图 4.12b　非典型不成熟鳞状化生（AIM，活检，p16 染色，中倍）。p16 局灶阳性，缺乏高危型 HPV 相关病变的弥漫阳性

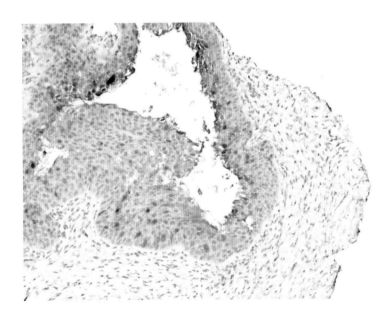

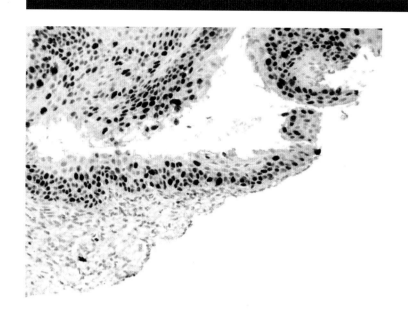

图 4.12c　非典型不成熟鳞状化生（AIM，活检，Ki67 染色，中倍）增殖活性主要局限于副基底层。由于部分组织为斜切面，Ki67 指数很难确定。尽管如此，在一些较垂直方向的区域，扁平鳞状上皮上半部分会有轻度的 Ki67 增殖指数增加，形态学结合 p16/Ki67 染色更适合诊断为不成熟鳞状化生（或 AIM），而不是 HSIL。术语 AIM 的使用在病理医师之间并不一致。这里用于描述部分特征提示 HSIL，但又缺乏足够的形态学特征以明确诊断为 HSIL 的病例。因此这是一种描述性诊断，既说明了病例的非典型特征，又认为它是不成熟鳞状化生而不是 HSIL 的一种类型。p16 染色有助于鉴别诊断，加上 Ki67 也可能有帮助。HSIL 通常呈 p16 弥漫表达和 Ki67 高增殖指数。注意，罕见情况下，具有明确形态学的 HSIL 病例呈 p16 非弥漫性表达模式。只有在 p16（和 Ki67）进行了符合技术要求的染色后才能考虑 AIM 的诊断；对于形态学不明确和技术原因导致 p16 免疫标记不理想或无法解释，因而对潜在的 HSIL 的诊断受限，此时使用一种提示不能排除 HSIL 可能的描述性诊断（如"非典型不成熟鳞状化生，不能排除 HSIL"）是谨慎的做法。当诊断 AIM 时，为避免引起临床医生的困惑，在病理报告中备注解释诊断的困惑以及不能确诊为 HSIL 的困难或许是一种有用的方法。如果形态学和 p16 染色都符合 HSIL，就不需要 Ki67。美国病理医师协会（CAP）-LAST 共识指南不建议 p16 染色常规加做 Ki67。但是，在 p16 染色不确定或存在技术问题时，可以考虑使用 Ki67。特别是涉及 HSIL 与萎缩/移行细胞化生或不成熟鳞状化生的鉴别时，如果 p16 染色很难评估，使用 Ki67 染色可能有价值。重要的是，Ki67 在斜切面上或薄层黏膜上可能难以判读

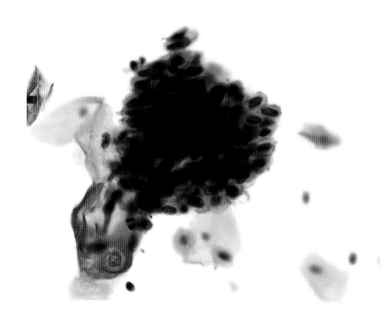

图 4.13　移行上皮化生（液基制片，高倍）。这是较新的术语，上皮细胞改变可能容易与 HSIL 混淆，仔细观察 HCG，能辨认小而卵圆形的细胞核，光滑的核轮廓和细腻的染色质。注意与 HSIL 或不成熟鳞状化生的图像比较

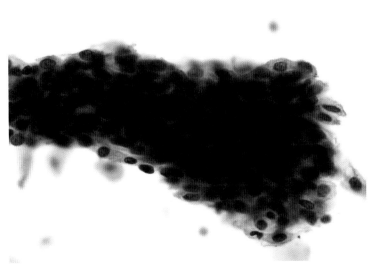

图 4.14　移行上皮化生(TM,液基制片,高倍)。鳞状化生除了核圆形和平铺排列外,与移行上皮化生具有相似的特征。移行上皮化生极向一致,因其形态极似良性尿路上皮而得名

图 4.15　移行上皮化生(液基制片,低倍)。这些HCG 令人担心,需要仔细辨认每团细胞后才能诊断为良性

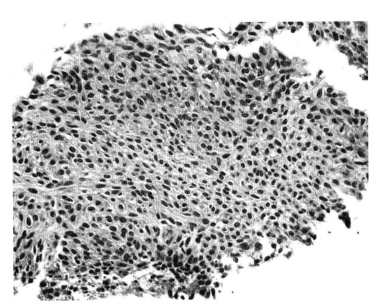

图 4.16a　良性宫颈鳞状上皮伴萎缩或移行细胞化生(宫颈管搔刮术,H-E 染色,高倍)。这团脱落的鳞状上皮在斜切面上因细胞丰富和核 / 质比轻度增加在低倍镜下可能会担心 HSIL。但在高倍镜下,这些细胞缺乏 HSIL 所具备的核深染和核分裂象。萎缩和移行细胞化生常有重叠的特征。虽然其他病例有非常清楚的纵行核沟,但核轻度拉长呈梭形或流水样排列是移行细胞化生更为典型的特征

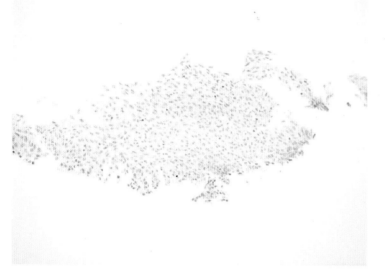

图 4.16b　良性宫颈鳞状上皮伴萎缩或移行细胞化生(宫颈管搔刮术,p16 染色,中倍)。未见 p16 过表达

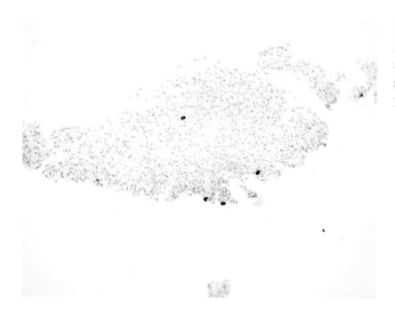

图 4.16c　良性宫颈鳞状上皮伴萎缩或移行细胞化生(宫颈管搔刮术,Ki67 染色,中倍)。Ki67 增殖指数为 0%,仅有个别 Ki67 阳性淋巴细胞,综合考虑 p16/Ki67 染色结果不支持诊断为 HSIL

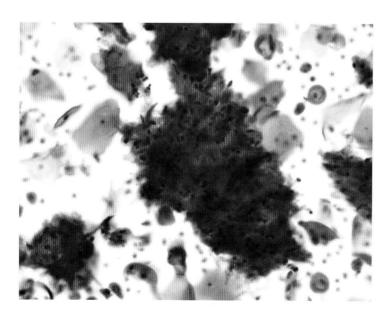

图 4.17　肉芽肿(液基制片,中倍)。女性生殖道肉芽肿性炎通常是该部位以前手术的结果。然而,若无手术史,则需要考虑如妊娠性肉芽肿或可能性较小的分枝杆菌感染引起的肉芽肿

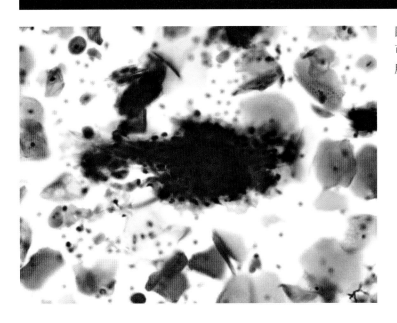

图 4.18　肉芽肿(液基制片,中倍)。在肉芽肿内可能找到典型的细胞成分,如淋巴细胞、巨噬细胞和纤维母细胞。仔细寻找异物可有助于诊断

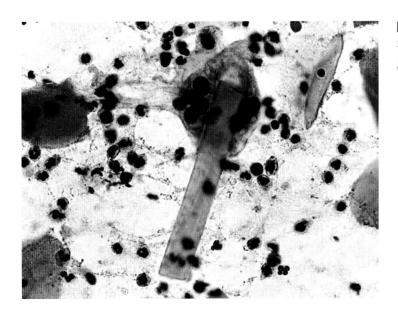

图 4.19　缝线肉芽肿(液基制片,高倍)。异物(如手术缝线片段)周围围绕着组织细胞时,肉芽肿反应的病因显而易见

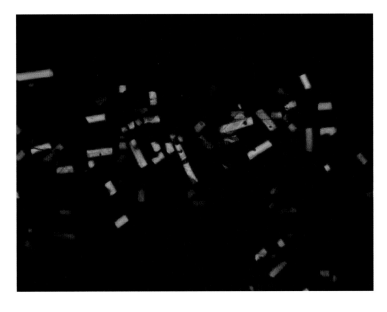

图 4.20　缝线肉芽肿(液基制片;偏振光)。有些异物常有折光性,用偏振光观察肉芽肿性炎可能非常有帮助

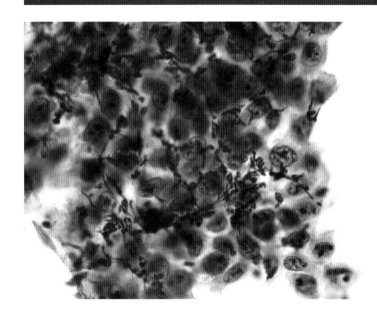

图 4.21　寻常型天疱疮(液基制片,高倍)。这种皮肤病可见于身体多处部位,因此如果在宫颈细胞学中怀疑该疾病,一定要仔细追查病史。细胞相互分离提示常见的鳞状化生,但核增大、有明显核仁和特征性斑点状染色质。急性炎症遍布图片。天疱疮长期以来一直是细胞学会议上"未知"领域中最令人关注的疾病

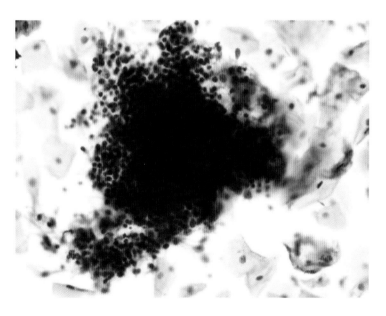

图 4.22　滤泡性宫颈炎(液基制片,中倍)。宫颈涂片中常见中性粒细胞,但单个核细胞相对少见。这与宫颈组织标本中所见完全相反。滤泡性宫颈炎是宫颈黏膜下层发生超常慢性炎症的结果,只有当淋巴滤泡使鳞状上皮变薄以至于宫颈取样器能穿透鳞状上皮时才能在宫颈涂片中查出。鉴别诊断包括子宫内膜细胞和可能性较小的小细胞神经内分泌癌

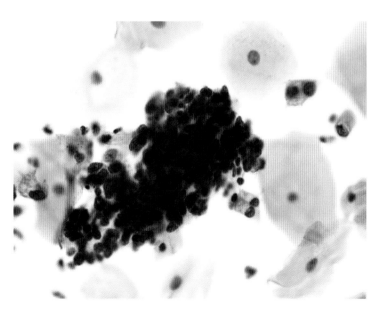

图 4.23　滤泡性宫颈炎(液基制片,高倍)。仔细观察这个细胞群,可以识别淋巴细胞、单核细胞和滤泡中心细胞。邻近淋巴细胞的宫颈管腺细胞有较多的胞质和较淡染的染色质

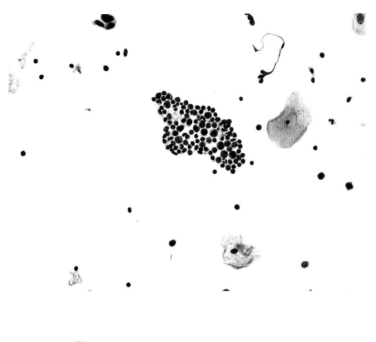

图 4.24　滤泡性宫颈炎(液基制片,中倍)。虽然这些细胞不像在真正的组织块中那样牢固黏附,但它们即使经过液基制片过程中的强烈机械力后仍然聚集在一起。低倍镜下这些细胞容易形成斑点状,明显不同于宫颈细胞学中的上皮细胞

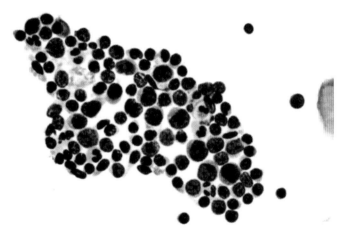

图 4.25　滤泡性宫颈炎(液基制片,高倍)。高倍镜下可以清楚地识别滤泡性宫颈炎中的各种单个核细胞。有些大细胞可能类似母细胞。如有淋巴瘤或白血病病史,则考虑盆腔器官受累,是"避难所现象(译者注:肿瘤细胞免疫逃逸)"的反映,全身化疗对盆腔器官就像对中枢神经系统那样仅有轻微影响。然而,最常见的是这些大细胞仅仅是受刺激的淋巴细胞。当这些细胞发生分离时,它们的高核 / 质比易与 HSIL 相混淆

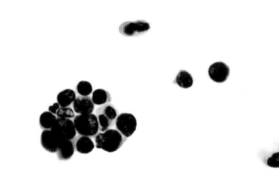

图 4.26　滤泡性宫颈炎(液基制片,高倍)。由于存在许多形态相同的大细胞,这一小团圆形细胞疑为肿瘤。一到两个细胞显得镶嵌拥挤,令人怀疑小细胞神经内分泌肿瘤。但仔细观察就会否定这个诊断,背景内的单个淋巴细胞证实本例为良性

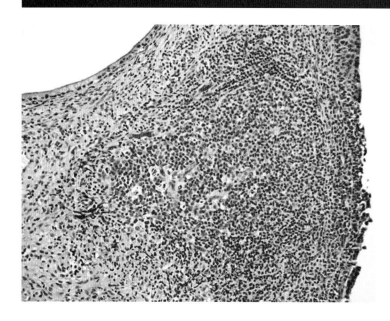

图 4.27　滤泡性宫颈炎(宫颈锥切活检,H-E 染色,中倍)。宫颈表面黏膜(最右侧)下方间质内有一个明显的淋巴滤泡,它和淋巴结内反应性滤泡具有相同的组织学特征,包括生发中心(可染小体的巨噬细胞、小至大淋巴细胞的混合)和套状排列的小淋巴细胞。目前已确认滤泡性宫颈炎和衣原体感染之间存在联系。宫颈的旺炽性反应性淋巴组织增生(所谓的淋巴瘤样病变)可能貌似淋巴瘤,特别是在活检小标本

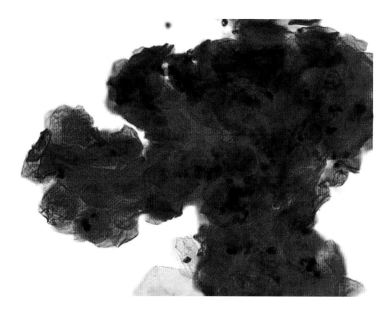

图 4.28　角化过度(液基制片,中倍)。一大片无核的鳞状细胞是少见现象,需仔细寻找是否存在角化性肿瘤。如未发现肿瘤,角化过度很可能仅由于子宫脱垂引起,或同时使用阴道药栓,需结合临床来确定角化的原因

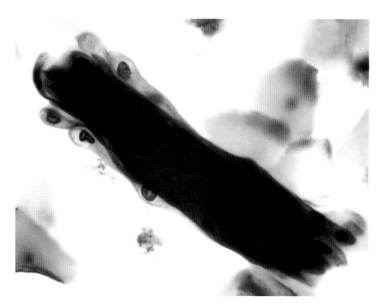

图 4.29　角化不全(液基制片,高倍)。与图 4.28 中的无核鳞状细胞相比,这些有核细胞呈平行排列。如果所有细胞的核大小一致并排列有序,则诊断为良性,注意与非典型角化不全比较

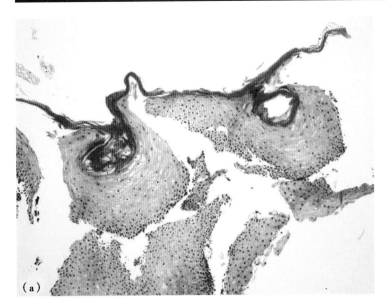

(a)

图 4.30　宫颈良性病变伴角化过度或角化不全的(活检,H-E 染色,(a)中倍,(b)高倍)。大多数鳞状上皮无异常,显示正常的成熟过程,但表面上皮显示角化过度或角化不全。角化不全,特别是在明显破碎的组织中可能会担心角化型SIL。但本例背景中鳞状上皮的形态温和,并且角化不全细胞缺乏明显的核异常,不支持 SIL。Ki67 染色不应呈高增殖指数。角化过度或角化不全本身非特异性,但角化过度可能与子宫脱垂有关

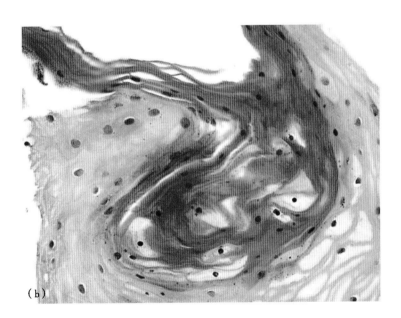

(b)

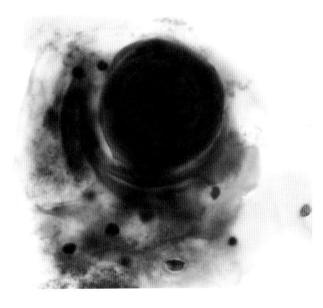

图 4.31　良性角化珠(液基制片,高倍)。在认识到挖空细胞是 HPV 感染的标志以前,认为传统宫颈细胞学中的鳞状细胞角化珠是鳞状上皮疣的一个特征。角化珠本质上是旋涡状排列的角化不全,代表鳞状上皮疣的尖端。正如在平行排列的角化不全细胞中一样,如细胞核小而相似,病变则为良性,如果核较大而不一致,核形不规则,则要考虑肿瘤

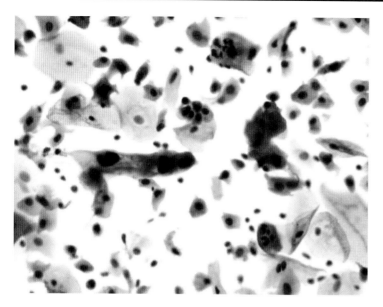

图 4.32   放射性改变（液基制片，中倍）。对盆腔器官的直接放射可导致细胞萎缩和细胞异常。由于现在放射治疗更有针对性且比最初用于治疗癌症时造成的危害更小，这些变化没有以前书本上的图片明显。本图中的细胞有牵拉的胞质，类似修复性改变，注意周围副基底层细胞萎缩

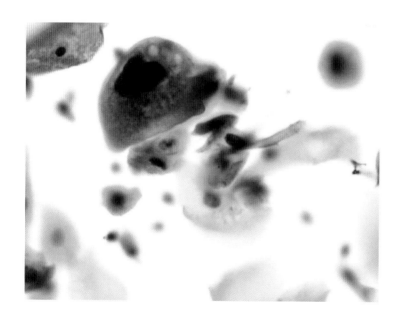

图 4.33   放射性改变（液基制片，高倍）。细胞核可呈空泡状，密度异常，但核 / 质比仍然正常。这些改变过去常称为"放射性异型增生"，经过时间验证和组织研究表明放疗不引起异型增生。随着时间的推移，这些变化大多消失

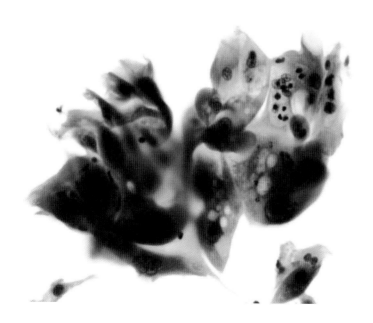

图 4.34   放射性改变（液基制片，高倍）。剧烈的放射性改变包括细胞明显增大、胞质牵拉、核和胞质有空泡、中性粒细胞浸润。注意低核 / 质比，多核和核仁明显表明这些细胞的快速更新

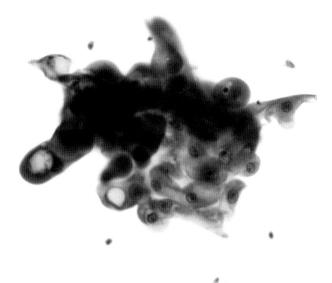

图 4.35　放射性改变(液基制片,中倍)。虽然变化不如图 4.4～图 4.34 大,但这些变化很明显与修复性改变相似。不透明胞质中的空泡提示改变是由放射治疗引起

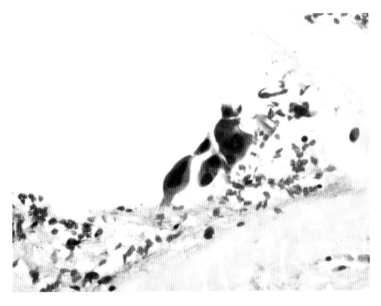

图 4.36　宫颈鳞状细胞伴放射性非典型(宫颈管搔刮术,H-E 染色,高倍)。该例显示游离的鳞状细胞核大、深染,具"脏污"特征,缺乏核分裂象,胞质丰富嗜酸性,低核/质比,有些为多核,结合患者放疗病史和这些特征符合放射引起的非典型

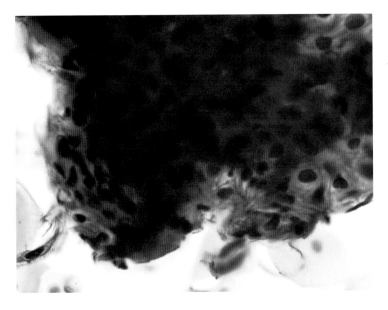

图 4.37　副基底层萎缩(液基制片,高倍)。该块细胞片段因细胞密集、核/质比相对较高可能会误认为移行细胞化生,但是核圆,胞质比移行细胞丰富

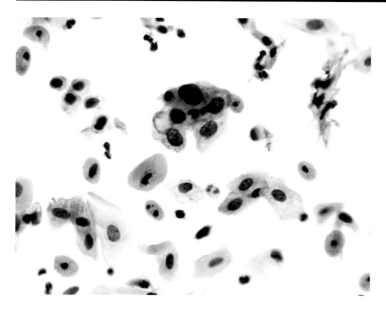

图 4.38　副基底层萎缩(液基制片,高倍)。小团或单个细胞萎缩时容易辨认萎缩性改变。这些细胞不管核大小和核 / 质比情况,染色质都分布均匀。如果有些细胞退变,细胞核会更深染。如保存完好的细胞有更深染的核,就要考虑肿瘤,应做 HPV 检查确认感染

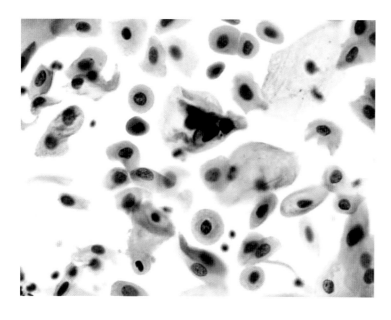

图 4.39　副基底层萎缩(液基制片,高倍)。不是每个细胞都萎缩,所以应该能看到一些中层鳞状细胞,尤其在炎症时偶尔看到表层鳞状细胞

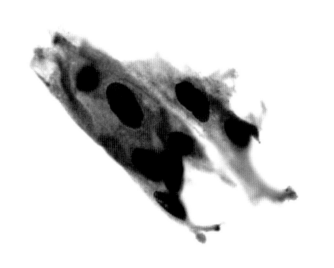

图 4.40　副基底层萎缩(液基制片,高倍)。这团细胞核增大、轻度不规则,可能容易归入非典型鳞状细胞(ASC)。短期局部雌激素治疗能完全消除这种细胞学改变。也可以进行反馈性 HPV 检查,如果 HPV 阴性,这些变化为萎缩,如果 HPV 阳性就做阴道镜检查

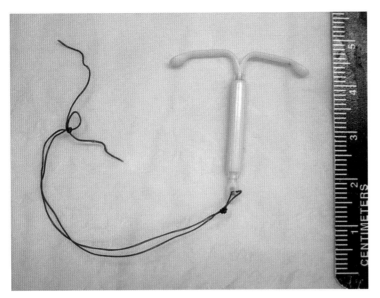

图 4.41 IUD（大体标本）。宫内节育器是一种可逆性子宫内避孕的工具，最常见的两种宫内节育器是带铜和含激素型，本例是含激素型（曼月乐），它是一种局部持续性释放孕酮的宫内节育器，有一个 T 形的聚乙烯架，带有一个白色圆形的类固醇储存器和一个棕色的聚乙烯去除丝线，T 形支架在垂直和水平方向上都是 3.2mm，它以垂直方向被插入子宫腔内，臂端位于宫腔的最上面，而线在下面。相关的子宫内膜组织学变化是典型的孕激素效应，特征是丰富的蜕膜样间质和无活性腺体。曼月乐避孕器应在 5 年后去除

（戎荣 译）

第5章

低度鳞状上皮内病变

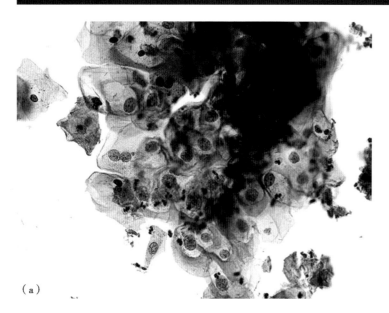

（a）

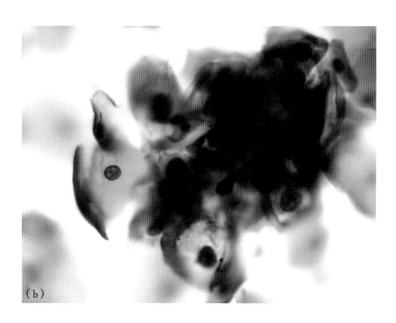

（b）

图 5.1   LSIL（液基制片，（a）中倍，（b）高倍）。界限清楚的胞质内大空晕和位于中央的大核是 HPV 低度病变的标志。核增大仅见于早期感染，病毒可能尚未整合至基因组中。早期感染的细胞死亡破裂时，病毒颗粒释放到阴道内，可传染至其他受损的上皮

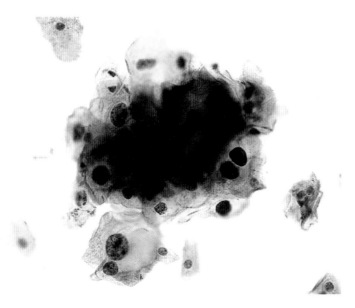

图 5.2   LSIL（液基制片，高倍）。这团细胞核大多呈圆形，核染色质轻微改变。然而，少数核深染、形状不规则。这种现象可能是退变，也可能提示病毒已整合至干细胞内。这种上皮细胞不太可能清除感染，而是进展为更高度的病变

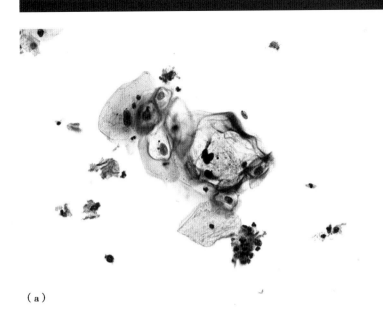

（a）

图 5.3　LSIL（液基制片，（a 和 b）中倍）。多核是低度感染的常见特征。挖空细胞的内部边界非常清晰，外圈胞质致密不透亮。这个视野虽有炎症细胞，但可能是其他感染所致，因为 HPV 不引起炎症反应

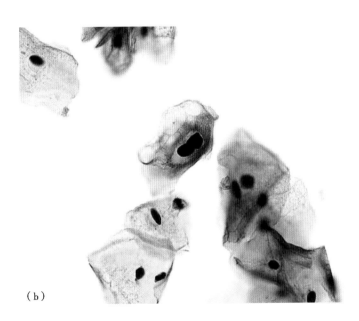

（b）

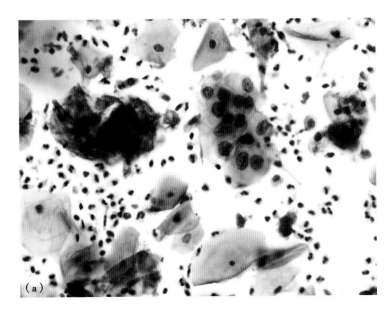

（a）

图 5.4　LSIL[液基制片，（a）中倍，（b）高倍]。挖空细胞不是判读 LSIL 所必需的。然而，当细胞不含有明确的空晕，但核增大、不规则及染色质粗糙时，应考虑为 HSIL（CIN2）。当然，一个以上团细胞有利于最终的诊断

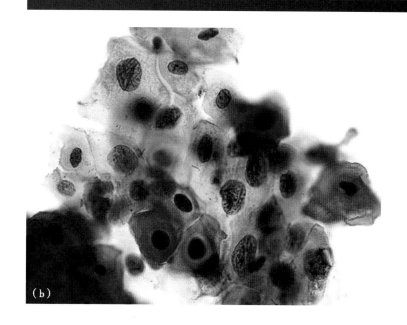

(b)

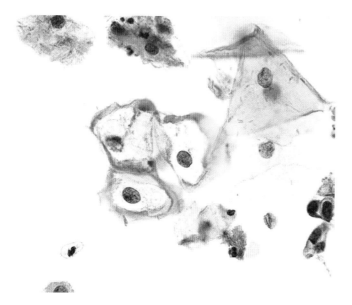

图 5.5　LSIL（液基，高倍）。如图，核稍大于正常中层细胞，染色质稍深染，宜归入 ASC-US。虽然这些都是典型的挖空细胞，如果涂片上只有少数细胞，应谨慎地称为"ASC-US"，并反馈性检测 HPV 来确定癌基因类型

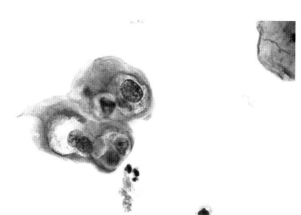

图 5.6　LSIL（液基制片，高倍）。与图 5.5 相比，这团细胞核稍大，大小和形状不一，很明显来自低级别感染

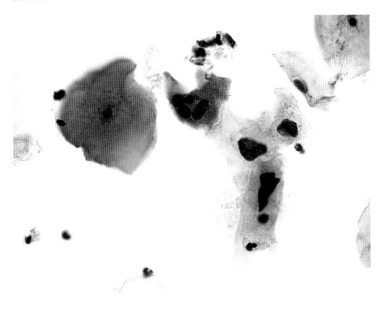

图 5.7　LSIL（液基制片，高倍）。有时很难区分 LSIL 和 HSIL。这个细胞团没有挖空细胞，可见畸形核。核深染似乎不是由于退变。根据剩余的样本，判断为 HSIL 可能更为合理

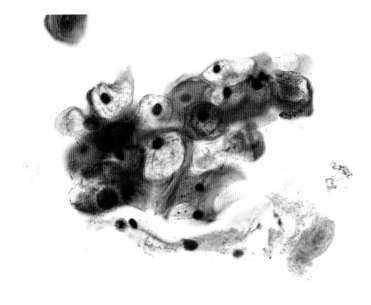

图 5.8　LSIL 与孕酮效应（液基制片，高倍）。虽然大部分细胞都有胞质大空泡，但很多核很小、偏位。这些变化旧称"舟状细胞"，最近称为"假挖空细胞"。观察涂片中其余部分，结合临床病史，可能有帮助。如果仅有细胞变化，宜归入 ASC-US 并反馈性 HPV 检测

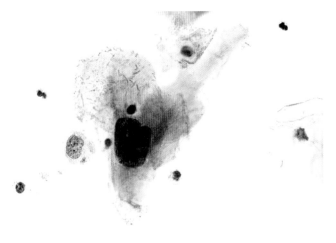

图 5.9　LSIL（液基制片，高倍）。LSIL 的细胞核是正常中层鳞状细胞的 3～4 倍，图中这个细胞的大核符合标准。此外，与邻近细胞相比，核深染，核边界不规则。但是单个非典型细胞通常不足以诊断为 LSIL

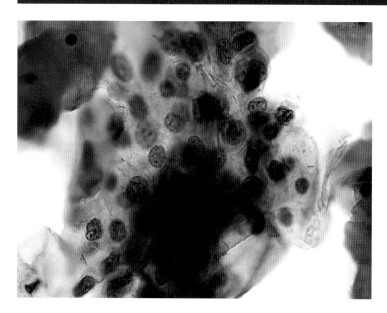

图 5.10 LSIL（液基制片，高倍）。这些细胞核增大、核边界不规则。与反应性非典型中见到的规则排列的"鱼群"样细胞相比，这些细胞也有核多形性和结构紊乱。然而这些细胞缺乏胞质空晕，不是挖空细胞，在 LSIL 中看到这样的细胞团并不少见

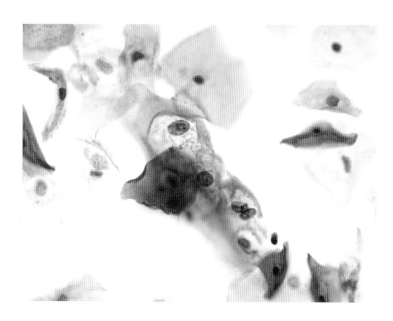

图 5.11 LSIL（液基制片，高倍）。此图挖空细胞核稍增大，核边界较光滑。但有 LSIL 的其他特征，如多角形核周空晕和双核。高危型 HPV 可能为阴性，因为低危型 HPV 也导致挖空细胞形成

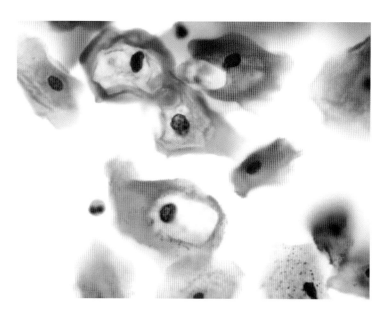

图 5.12 LSIL（液基制片，高倍）。核周空晕是 HPV 导致的特征性细胞学改变。据认为病毒 E4 蛋白在胞质内结合角蛋白，导致胞质结构的破坏

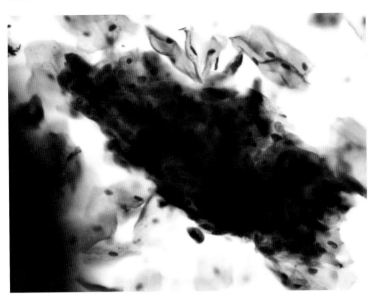

图 5.13　LSIL(液基制片,高倍)。细胞片段有大量非典型细胞,但没有典型的挖空细胞。然而,有非常明显的核多形性,有些核符合 LSIL 的标准。细胞质呈橘红色,提示这是来自角化不全区域的异型增生病变。角化不全可能是良性的,良性表现的角化不全可伴有或掩盖其下的异型增生

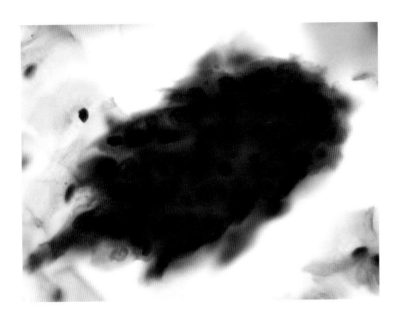

图 5.14　LSIL(液基制片,中倍)。细胞片段与上图相似,但核增大和多形性更显著。由于异型增生细胞含有丰富的胞质,不应归类为 HSIL

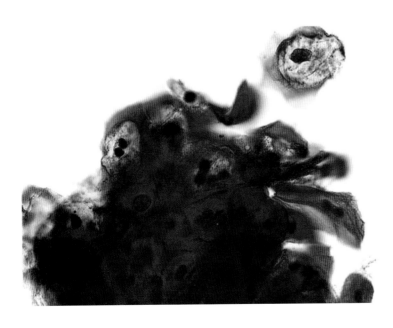

图 5.15　LSIL(液基制片,中倍)。与前面两图不同,这个细胞团可见挖空细胞,并有多个双核细胞(有些像 8 字形),其他细胞核增大和核膜不规则。与前面两图相似,胞质呈明显的橘红色

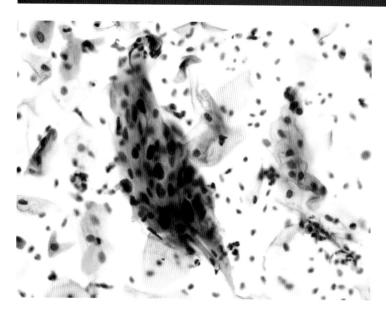

图 5.16　LSIL（液基制片，中倍）。这团细胞无挖空细胞，有些核增大，部分核深染，核膜不规则。如果没有发现其他非典型细胞，可能归入 ASC-US 而不是 LSIL。虽然背景杂乱并有炎症细胞，但非典型细胞未见反应性非典型那样的核仁。需要仔细观察来排除疑为 HSIL 的单个细胞

图 5.17　LSIL（液基制片，中倍）。细菌遮盖了部分区域，一些细胞含有不确定为真正挖空细胞的空晕。然而，位于左侧中央的一个细胞有多边形的空晕和不规则、增大的细胞核。背景中也有几个细胞核增大和核膜不规则的非典型细胞。仅凭这个区域可能不足以诊断 LSIL，但提示 HPV 感染

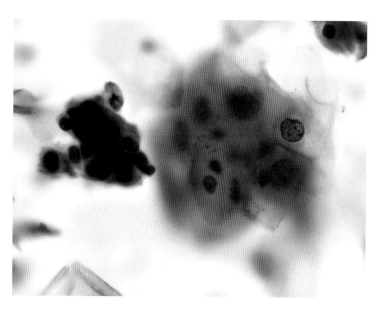

图 5.18　LSIL，不除外 HSIL（液基制片，中倍）。这个视野未见挖空细胞。右侧细胞团有核增大及核膜不规则，胞质丰富，且数量足以诊断 LSIL。左侧细胞团核增大、深染、高核/质比，部分核膜不规则。单独看左侧细胞团可能代表非典型鳞状化生，但存在其他迹象提示 HPV 感染性 LSIL，因此很难排除 HSIL 的可能性

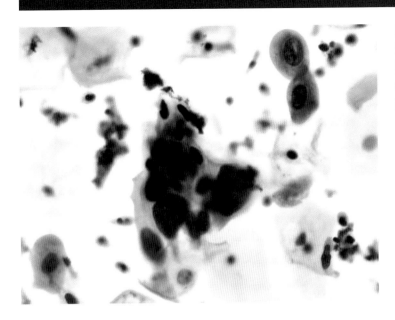

图 5.19　LSIL，不除外 HSIL（液基制片，中倍）。这个细胞片段含有高度多形性的非典型细胞、核深染、核膜不规则。与正常的中层鳞状细胞相比，最大的细胞核增大程度远远超出了 3:1 的比值。有些细胞核／质比增高，HSIL 不能排除

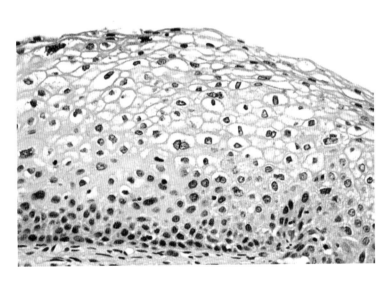

图 5.20　LSIL（活检，H-E 染色，高倍）。鳞状上皮没有明显增厚。许多胞质透明但核无明显异常（无明显核异常、仅有胞质透明属于非特异性改变，不是 LSIL 的诊断依据）。部分细胞确实有 LSIL 的细微特征：核增大、不规则染色质分布和不规则核膜。个别细胞（左上角）呈现 LSIL 的明显变化：核增大、深染，胞质透明，核膜不规则，这些表现是充分形成的 LSIL 的"葡萄干样"特征。LSIL 中挖空细胞非典型细胞（胞质透明、明显的核异常）通常位于鳞状细胞的表层，而 HSIL（见第 6 章）为上皮下 2/3（CIN2）或全层（CIN3）分化成熟丧失

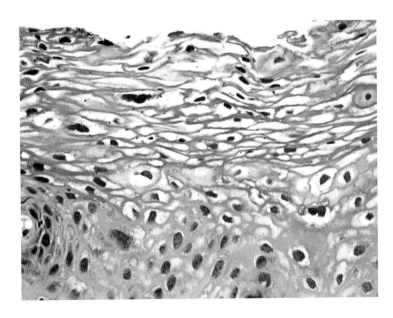

图 5.21　LSIL（活检，H-E 染色，高倍）。本例显示 LSIL 的"编篮状"结构，这是由于中央胞质透明、周围胞质深嗜酸性、细胞膜增厚。偶见双核细胞。仅有双核细胞不足以诊断 LSIL，但本例结合轻度核非典型性和胞质透明足以诊断 LSIL

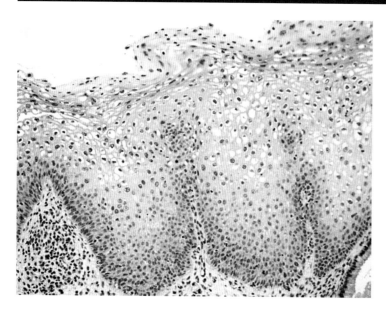

图 5.22a　LSIL（活检，H-E 染色，中倍）。鳞状上皮稍增厚，细胞密度稍增加，核增大，核膜不规则。核大小、形状和染色质分布虽有某种程度的变化，但比其他 LSIL 一致。此外，副基底层轻度增厚，局限于下 1/3 层，因此，不足以诊断 HSIL（CIN2），尤其是显示成熟鳞状上皮的病例

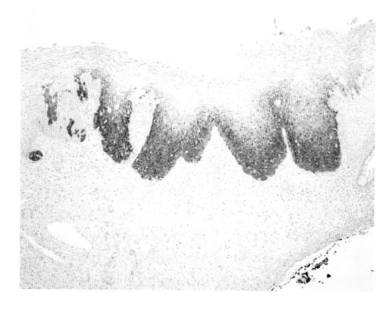

图 5.22b　LSIL（活检，p16 染色，中倍）。若无诊断性的组织学改变，p16 弥漫性表达模式并不等同于 HSIL。几乎所有 HSIL 都呈 p16 弥漫性表达，但少数 LSIL 同样如此。LSIL 的 p16 染色不到鳞状上皮全层，这与 HSIL（CIN3）不同。对于模棱两可的 SIL，需要鉴别 LSIL 或 HSIL（CIN2）时，p16 弥漫性表达支持 HSIL。然而，本例不能诊断为 HSIL，因为其形态学特征不够。此外，对于组织学特征足以诊断 LSIL 的病例，不建议 p16 染色

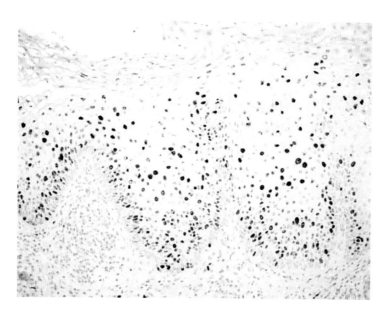

图 5.22c　LSIL（活检，Ki67 染色，中倍）。高增殖指数见于上皮的下半部分。其他 LSIL 病例在上皮的上半部分或表层可有大量增殖活性。虽然 Ki67 不能用于 SIL 的分级，但与 LSIL 相比，HSIL 具有较高的 Ki67 增殖指数

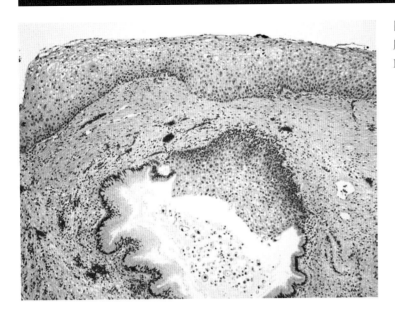

图 5.23　LSIL(活检,H-E 染色,中倍)。表面黏膜 LSIL 部分延伸到下方的宫颈管腺体中。HSIL 累及宫颈管腺体很常见,但 LSIL 可发生

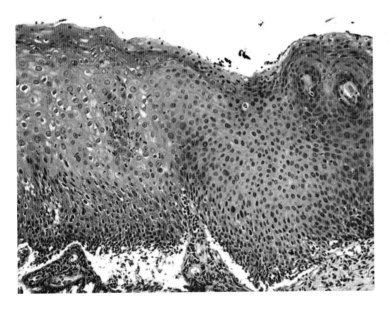

图 5.24　LSIL 与 HSIL(CIN2)相邻(环形电切术,H-E 染色,中倍)。一般认为 LSIL 不直接"进展"到 HSIL 和癌,但在手术标本中可同时发现 LSIL 和 HSIL,提示它们都与 HPV 致病有关。注意本例 LSIL(图左)显示典型的细胞学特征,而相邻的 HSIL(图右)显示成熟丧失,无 LSIL 挖空细胞非典型

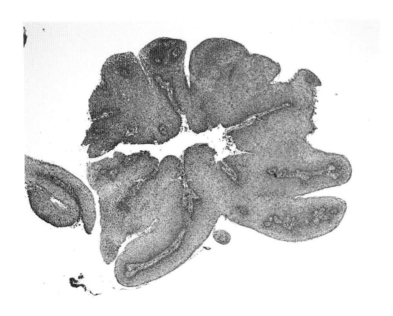

图 5.25a　宫颈尖锐湿疣(切除,H-E 染色,低倍)。外生型疣状结构是尖锐湿疣的典型特征。大乳头由纤维血管轴心组成,衬覆增厚的鳞状上皮,表面光滑

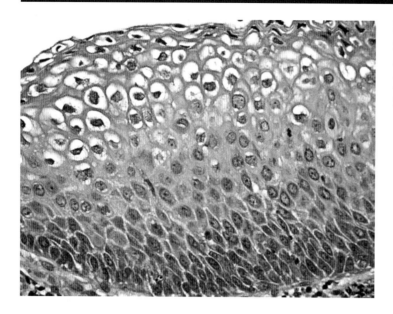

图 5.25b　宫颈尖锐湿疣(切除, H-E 染色, 高倍)。鳞状上皮成熟伴表层挖空细胞非典型。宫颈尖锐湿疣中的挖空细胞改变通常比外阴尖锐湿疣更常见、更广泛、更典型。注意细胞学改变与 LSIL 基本相同

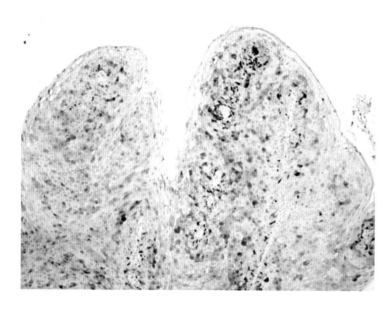

图 5.25c　宫颈尖锐湿疣(切除, p16 染色, 中倍)。病变有斑片状 p16 表达, 符合低危型 HPV 感染(尖锐湿疣通常含有低危型 HPV, 即 HPV 6 或 HPV 11)

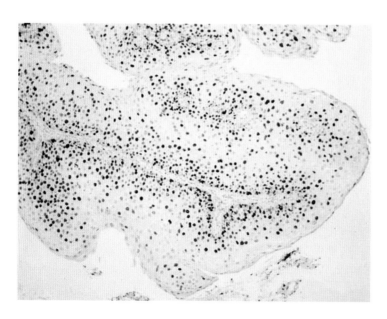

图 5.25d　宫颈尖锐湿疣(切除, Ki67 染色, 中倍)。增殖活性主要位于副基底层, 但上皮的上半部分也有较多 Ki67 染色。有些尖锐湿疣和 LSIL 可有较高的 Ki67 增殖指数

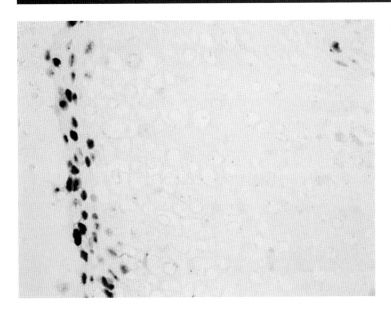

图 5.25e　宫颈尖锐湿疣（切除，HPV 6/11 原位杂交，高倍）。鳞状上皮表层检出 HPV 6 或 HPV 11。注意每一个阳性细胞核的染色模式是弥散性而不是斑点状，这种染色模式常见于尖锐湿疣。原位杂交最常见的阳性部位是鳞状上皮表层

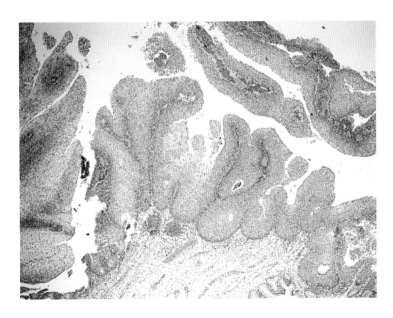

图 5.26a　宫颈乳头状不成熟化生（不成熟性湿疣，子宫切除术，H-E 染色，低倍）。非浸润性、外生性疣状结构，形态学特征类似尖锐湿疣

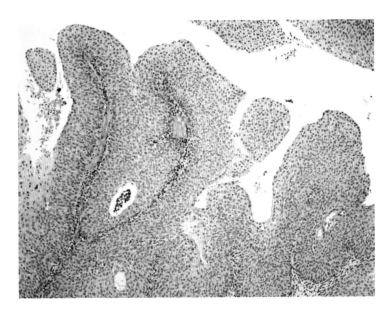

图 5.26b　宫颈乳头状不成熟化生（不成熟性湿疣，子宫切除术，H-E 染色，中倍）。在这种结构中，核 / 质比轻微增加，可能类似乳头状 SCC

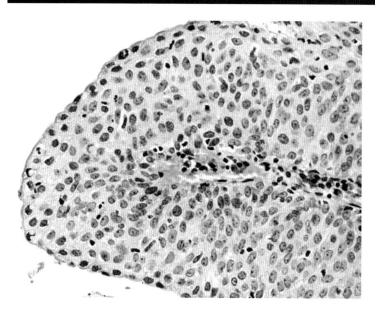

图 5.26c　宫颈乳头状不成熟皮化生（不成熟性湿疣，子宫切除术，H-E 染色，高倍）。尽管细胞学改变有些不成熟，但鳞状上皮的细胞核温和、大小一致，无深染和核分裂。p16 染色不会出现高危型 HPV 相关病变那样的弥漫性阳性，因为这种病变与低危型 HPV（HPV 6 或 HPV 11）相关。本例进行聚合酶链反应证实了 HPV 6 存在

（吴妍　译）

第6章

高度鳞状上皮内病变

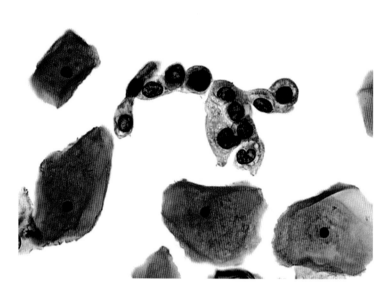

图 6.1　HSIL(液基制片,高倍)。尽管有胞质空泡,但细胞核染色质粗糙,较符合鳞状上皮而不是腺上皮。核仁不明显和核膜不规则增厚也是判读要点

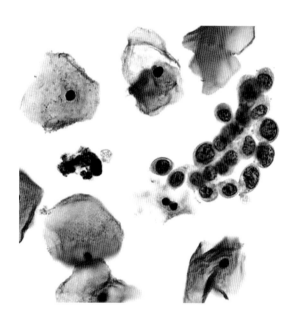

图 6.2　HSIL(液基制片,中倍)。在所有的宫颈鳞状上皮病变(包括浸润性癌)中,HSIL 细胞是最原始的细胞。染色质深染、粗糙,核一般呈圆形但不规则,核膜增厚,染色质粗糙。细胞大小的差异很小

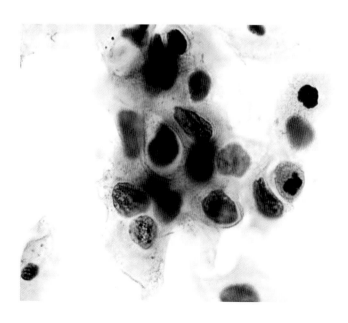

图 6.3　HSIL(液基制片,高倍)。有些高度病变核/质比小于图 6.2。核增大提示 HSIL,核分裂象也支持该诊断

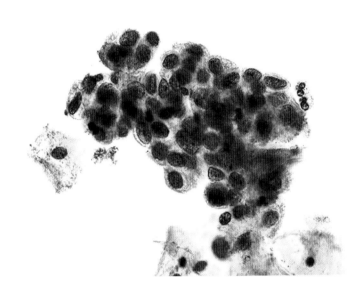

图 6.4　HSIL（液基制片，低倍）。宫颈液基细胞学有时形成分层的细胞团，透过细胞仔细观察才会发现其特征。即使这个二维图片也能识别有些细胞具有高核／质比和粗糙染色质而明确诊断为高度病变

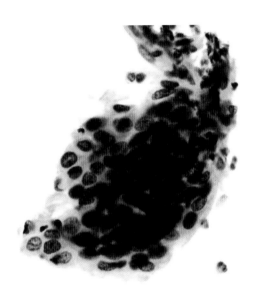

图 6.5　HSIL（液基制片，高倍）。这个 HCG 代表 HSIL 累及腺体。沿着细胞团左侧边缘的单个细胞呈现 HSIL 特征，包括高核／质比、厚核膜和粗糙染色质。沿着细胞团右侧边缘的细胞质边界光滑提示宫颈管腺体内病变的腔面

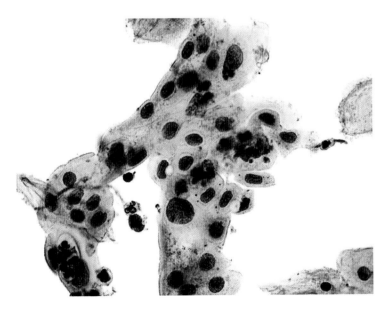

图 6.6　HSIL，排除 SCC（液基制片，高倍）。这团细胞内大多数细胞有低核／质比，但少数细胞核非常大，核／质比大于 0.7∶1.0，染色质粗糙深染。该病变很可能为 HSIL（CIN2）

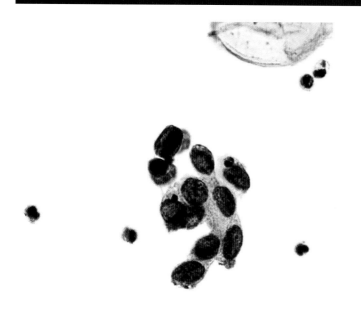

图 6.7　HSIL(液基制片,高倍)。合胞体样细胞团为鳞柱交界区发生的 HSIL,胞质呈多泡状。由于细胞快速分裂,胞质迟于细胞核分裂,造成许多细胞边界不清。尽管倾向于腺上皮来源,但这些细胞具有鳞状上皮病变的核深染和染色质粗糙的特征

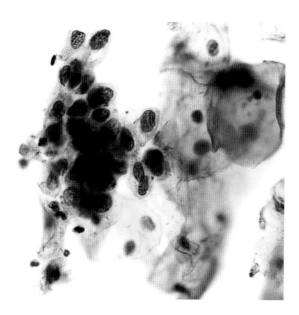

图 6.8　HSIL(液基制片,高倍)。合体样细胞团的核大小和形状不一,染色质粗糙,有核仁。核 / 质比大于 0.5∶1.0,因此归入 HSIL。核分裂象有助于诊断但不是必要条件,这与组织学诊断标准不同

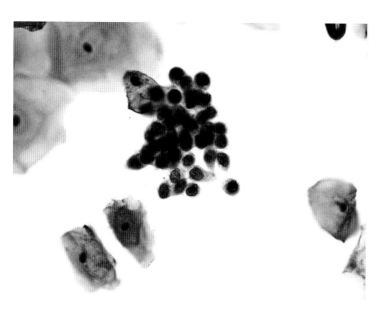

图 6.9　HSIL(液基制片,低倍)。所有的细胞特征都很一致,这是 HSIL［CIN3 或原位癌(CIS)］的标志。或许,核的形状是变化最大的

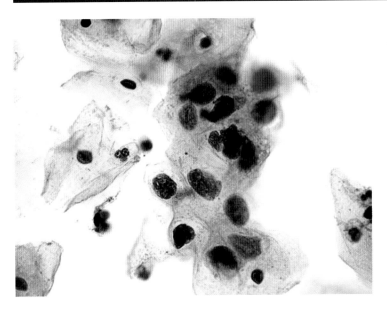

图 6.10 HSIL(液基制片,高倍)。并非所有 HSIL 都具有非常高的核/质比。这些细胞的细胞核大小和形状均有所变化,不像图 6.6 ～图 6.9。但与中层细胞核相比,所有细胞核明显增大,核深染和染色质粗糙也是重要特征

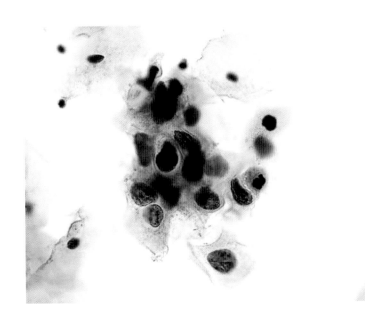

图 6.11 HSIL(液基制片,高倍)。细胞核增大、边界不规则,染色质粗糙和深染。虽然细胞团边缘的细胞质较丰富,但中央呈高核/质比,如果涂片中只有这些异常则应当诊断为"非典型鳞状细胞,不除外高度病变(ASC-H)"。这团细胞片段有清晰的细胞边界和细胞间桥,易辨认鳞状特征

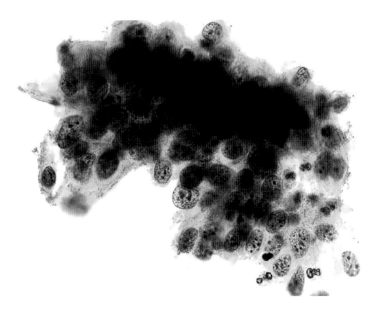

图 6.12 HSIL(液基制片,高倍)。这团细胞似乎与上图相似,但是细胞数量增多。部分区域能看到清晰的细胞边界,但其他区域的核重叠形成合胞体样,这是 HSIL 的常见形式。染色质粗糙和缺乏核仁可排除反应性宫颈管腺细胞。低倍镜下,这团细胞表现为 HCG

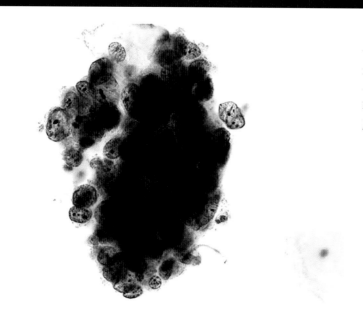

图 6.13　HSIL（液基制片，高倍）。这团细胞呈合胞体样，与上图相似。粗糙的染色质有时像是单个核仁，但核仁与 SCC 或反应性改变相关，与 HSIL 无关。这团合胞体样细胞的边缘像是鞋钉样细胞，但是核太大，不是正常子宫内膜细胞（与右下方的表层细胞相比）。核多形性显著

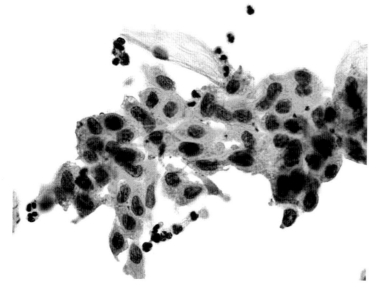

图 6.14　HSIL（液基制片，高倍）。细胞间桥存在、胞质致密且边界清晰提示这些细胞是鳞状细胞。虽有炎症细胞，但细胞团不是"鱼群样"排列，因而排除修复。未见核仁，可见结构紊乱。核膜不规则、皱缩，高核 / 质比，染色质深染、粗糙。只看这团细胞就可以诊断为 HSIL，但背景中应当能找见单个散在的非典型细胞

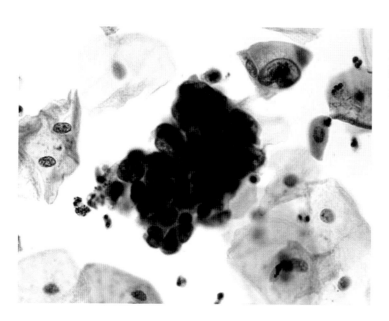

图 6.15　HSIL（液基制片，高倍）。核多形性显著，大部分细胞呈合胞体样，但细胞边界清晰、核显著增大，不符合正常子宫内膜细胞。可与右下角的中层鳞状上皮相比较

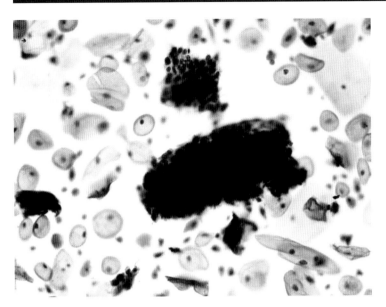

图 6.16　HSIL（液基制片，中倍）。这例 HSIL 在低倍镜下表现为 HCG，因此，必须仔细检查涂片中容易观察的 HCG 以排除 HSIL。鉴别诊断包括反应性宫颈管腺细胞、输卵管化生和子宫内膜细胞

图 6.17　HSIL（液基制片，高倍）。这团细胞的核大小几乎相同，貌似良性，但仔细检查可见粗糙的染色质。另外，合胞体样特征应怀疑为 HSIL。这团细胞边缘光滑，如果边缘呈鞋钉样则提示子宫内膜细胞

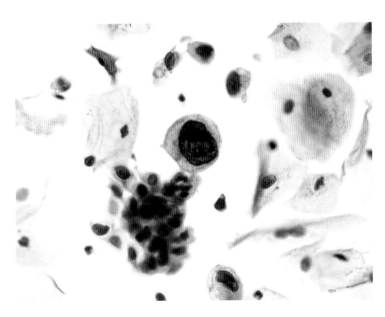

图 6.18　HSIL（液基制片，高倍）。单个细胞因巨核而引人注目。细胞保存很好，染色质深染、不规则核膜、高核 / 质比，这些非典型特征没有理由认为退变所致。许多 HSIL 病变没有显著增大的核，而是高核 / 质比。本例仅凭单个非典型细胞不足以诊断 HSIL，但提示我们需要仔细观察整个涂片。与这个显著非典型细胞相比，背景中其他细胞看似良性，那些核 / 质比增加的较小的单个细胞也是来自同一个病变吗？与这个非典型大细胞相邻的那团细胞本身也有非典型性吗？

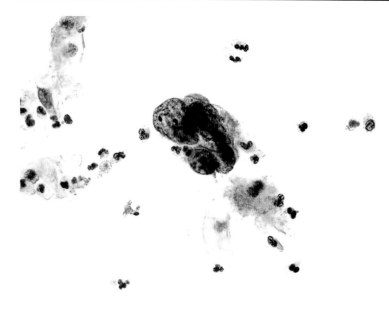

图 6.19　HSIL（液基制片，高倍）。这个非典型细胞团缺乏胞质可能提示退变，但细胞核完整，染色质粗糙深染。这些高度非典型细胞应该担心 SCC。此外，背景中的中性粒细胞和颗粒状碎屑提示可能为肿瘤素质

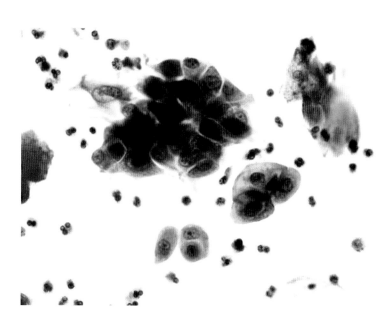

图 6.20　HSIL 还是反应性宫颈管腺细胞（液基制片，高倍）。镶嵌样排列的细胞团，可能见于鳞化或者宫颈管腺细胞。背景中的中性粒细胞提示可能为反应性改变。细胞核增大、轻度多形性，但是核 / 质比增大程度不如前面几例。最重要的是，尽管部分染色质粗糙，本例未见明显核仁而反应性病变常见核仁。虽然这团细胞不能诊断为 HSIL，但非典型性程度足以诊断为 ASC-H

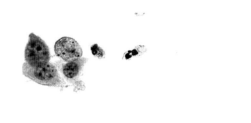

图 6.21　HSIL（液基制片，高倍）。数个细胞具有粗糙染色质和高核 / 质比。如果整张涂片这些异常细胞数量足够多，应诊断为 HSIL。出现颗粒样碎屑和中性粒细胞提示肿瘤素质的可能性，但在这个视野中仅仅是提示性

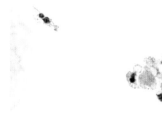

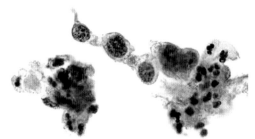

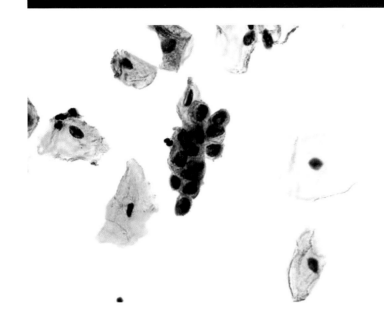

图 6.22　HSIL（液基制片，高倍）。HSIL 的细胞核通常是均质深染，不一定含有粗糙染色质。核大小仅仅比中层鳞状细胞稍增大（与邻近细胞相比）。本例中主要诊断特征是明显增加的核/质比，这是由于胞质明显减少造成的

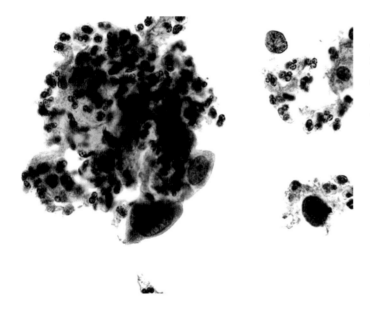

图 6.23　HSIL（液基制片，高倍）。虽有炎症细胞遮盖，但周边可见非典型大细胞。与中性粒细胞相比，细胞核极度增大。仅有一圈薄的细胞质，染色质粗糙。这些细胞保存良好，毫无疑问它们已经超出了 ASC-H 的诊断；唯一问题它们是否来自 SCC，这需要仔细观察整个涂片

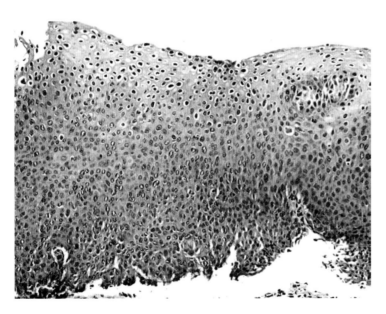

图 6.24　HSIL（CIN2，活检，H-E 染色，中倍）。LSIL 表层鳞状上皮有非典型挖空细胞，而较深层细胞保持成熟过程（见第 5 章），相反，HSIL 通常显示鳞状上皮下 2/3（CIN2）或全层（CIN3）的不成熟。本例（CIN2）鳞状上皮下 2/3 表现为细胞核增大，染色质粗糙和高核/质比。其他病例中鳞状上皮的上半部分可有核分裂象。虽然本例中表层可见非典型挖空细胞，但根据较下层细胞不成熟程度，仍然诊断为 HSIL。注意与典型的 LSIL 相比，本例总体上呈基底样形态

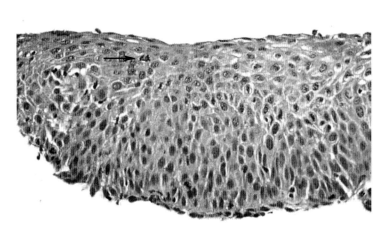

图 6.25a HSIL（CIN2，活检，H-E 染色，高倍）。本例显示化生样特征。总体上，与其他 HSIL（CIN2）病例相比，胞质嗜酸性更明显。下 2/3 层上皮仅有轻微非典型性和不易察觉的分化不成熟，可能会误诊为鳞状化生。与化生细胞相比，本例特点是一些细胞表现为高核 / 质比，细胞核轻度增大，染色质轻度粗糙。另外，注意鳞状上皮上半部内可见核分裂象（箭头）

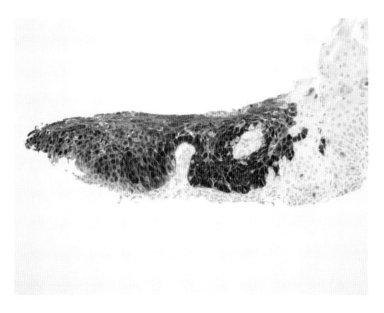

图 6.25b HSIL（CIN2，活检，p16 染色，中倍）。p16 弥漫表达符合高危型 HPV 感染性疾病。注意该病变中 p16 在水平和垂直方向上呈完整的染色

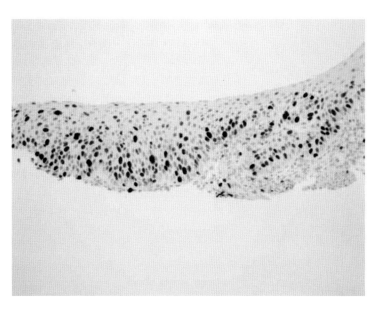

图 6.25c HSIL（CIN2，活检，Ki67 染色，中倍）。下层及上层鳞状上皮的增殖活性均增加，形态学结合免疫组化（p16/Ki67）符合 HSIL。如果形态学和 p16 染色都符合 HSIL，就不需要 Ki67。CAP-LAST 共识指南不建议 p16 染色常规加做 Ki67。但是，在 p16 染色不确定或存在技术问题时，可以考虑使用 Ki67。特别是涉及 HSIL 与萎缩 / 移行细胞化生或不成熟鳞状化生的鉴别时，如果 p16 染色很难评估，使用 Ki67 染色可能有价值。重要的是，Ki67 在斜切面上或薄层黏膜上可能难以判读

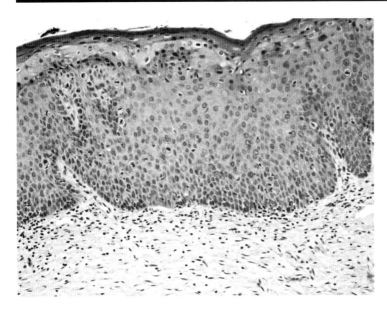

图 6.26　HSIL（CIN2，活检，H-E 染色，低倍）。具有化生样形态的另一病例。SIL 可以出现明显的角化不全。在其他宫颈活检病例伴有明显角化不全时，如果活检取样较浅，不能充分显示下方的鳞状上皮病变，这种类型的轻微 HSIL 可能会漏诊

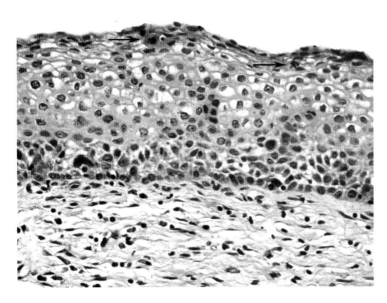

图 6.27a　SIL，倾向 HSIL（CIN2，活检，H-E 染色，高倍）。LSIL（CIN1）和 HSIL（CIN2），具有重叠的组织学形态，难以鉴别。本例不成熟程度稍大于 LSIL，上 1/2 层鳞状上皮有可疑的核分裂象（箭头）。在其他病例，下 1/2 层鳞状上皮可见核分裂象，尤其靠近副基底层的核分裂象可见于反应性或修复，无诊断意义。但是上 1/2 层鳞状上皮出现核分裂象常见于 HSIL，有助于诊断

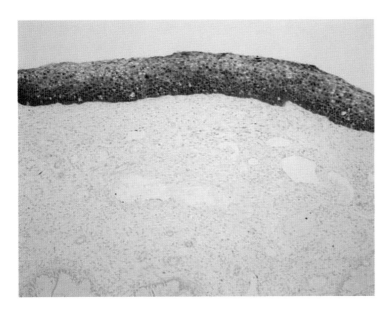

图 6.27b　SIL，倾向 HSIL（CIN2，活检，p16 染色，中倍）。p16 呈弥漫性表达。p16 弥漫表达可以见于一些 LSIL，但是对于模棱两可的 SIL，如 LSIL 和 HSIL（CIN2）的鉴别，p16 弥漫表达支持 HSIL

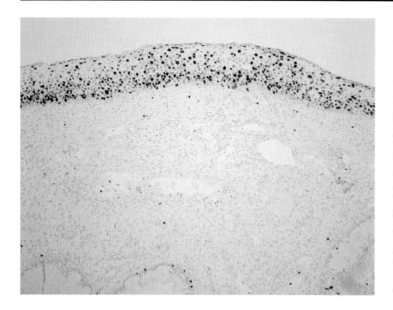

图 6.27c　SIL，倾向 HSIL（CIN2，活检，Ki67 染色，低倍）。鳞状上皮的上层和下层均显示增殖活性增加。增殖程度本身无特异性，也不能区分 LSIL 或 HSIL。本例不可能明确地区分 LSIL 或 HSIL，在妇科病理医师之间可能会存在某种程度的观察者之间不一致性；然而，形态学结合 p16 染色倾向 HSIL（CIN2）。此外，如果形态学和 p16 染色都符合 HSIL，就不需要 Ki67。CAP-LAST 共识指南不建议 p16 染色常规加做 Ki67。但是，在 p16 染色不确定或存在技术问题时，可以考虑使用 Ki67。特别是涉及 HSIL 与萎缩 / 移行细胞化生或不成熟鳞状化生的鉴别时，如果 p16 染色很难评估，使用 Ki67 染色可能有价值。重要的是，Ki67 在斜切面上或薄层黏膜上可能难以判读

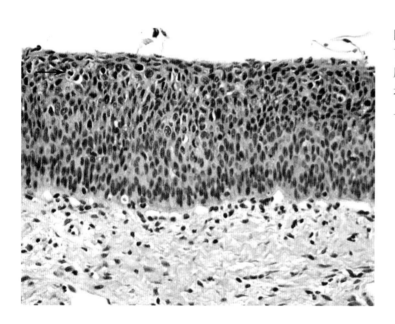

图 6.28　HSIL（CIN3，活检，H-E 染色，高倍）。可见鳞状上皮全层分化不成熟。虽然本例中细胞核小，大小一致，但是不成熟程度和核 / 质比增加程度足以诊断为 HSIL。注意上 1/2 层鳞状上皮可见核分裂象（箭头）

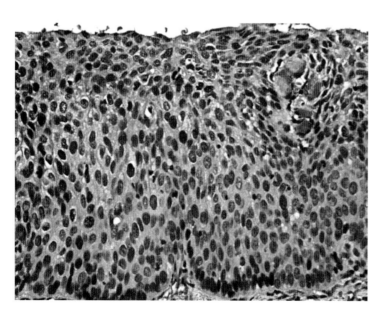

图 6.29　HSIL（CIN3，活检，H-E 染色，高倍）。与图 6.28 比较，注意鳞状上皮增厚，细胞核较大，较低的核 / 质比。本例细胞核增大的程度、不成熟性和染色质深染足以诊断为 HSIL

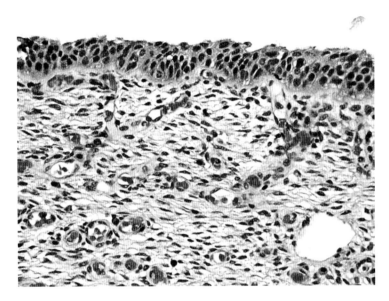

图 6.30a　薄层 HSIL（活检，H-E 染色，高倍）。此例 HSIL 的上皮薄，易漏诊。高倍观察，需鉴别不成熟鳞化或 HSIL。本例即使没有显著的核增大，但核/质比增加，染色质有些粗糙

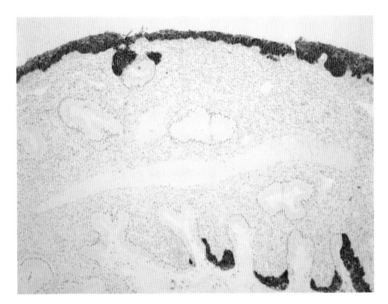

图 6.30b　薄层 HSIL（活检，p16 染色，中倍）。p16 弥漫表达不符合化生

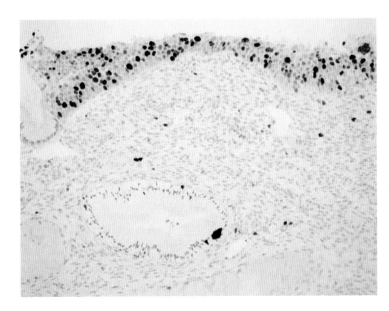

图 6.30c　薄层 HSIL（活检，Ki67 染色，中倍）。由于病变上皮薄，Ki67 增殖指数难以评估，但鳞状上皮的上半部分增殖指数增加。形态学结合免疫组化（p16/Ki67）符合 HSIL，但有些妇科病理医师认为薄层上皮难以区分 CIN2 或 CIN3。另外，如果形态学和 p16 染色都符合 HSIL，就不需要 Ki67。CAP-LAST 共识指南不建议 p16 染色常规加做 Ki67。但是，在 p16 染色不确定或存在技术问题时，可以考虑使用 Ki67。特别是涉及 HSIL 与萎缩/移行细胞化生或不成熟鳞状化生的鉴别时，如果 p16 染色很难评估，使用 Ki67 染色可能有价值。重要的是，Ki67 在斜切面上或薄层黏膜上可能难以判读

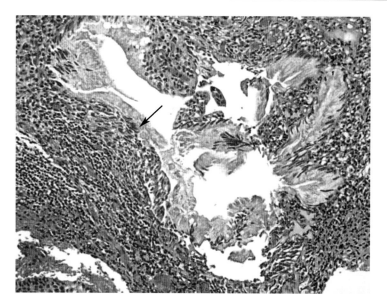

图 6.31a　HSIL 伴热损伤（LEEP, H-E 染色, 高倍）。累及宫颈管腺体的 HSIL（箭头）病灶小而局灶, 伴有烧灼假象。该病灶邻近组织边缘, 该处在 LEEP 标本中常有热损伤。注意拉长的细胞核和流水样特征, 常见于热损伤。由于病变小而局灶, 存在热损伤, 邻近间质内旺炽性炎症改变, 可能难以识别这种 HSIL, 尤其是出现在组织边缘或切缘时

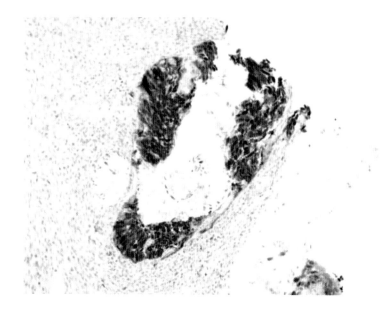

图 6.31b　HSIL 伴热损伤（LEEP, p16 染色, 中倍）。病变内 p16 弥漫性表达。免疫组化切片上出现了 HE 切片上未见的其他 HSIL 病灶

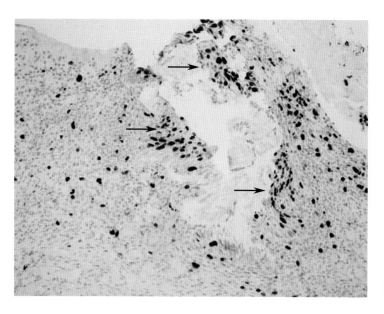

图 6.31c　HSIL 伴热损伤（LEEP, Ki67 染色, 中倍）。大量炎症细胞影响了 Ki67 增殖指数的评估, 但是仍然注意到此病变增殖指数增加（箭头）。免疫组化切片上出现了 HE 切片上未见的其他 HSIL 病灶。p16 结合 Ki67 染色支持 HE 切片上烧灼病灶为 HSIL。在 LEEP 标本怀疑烧灼病灶时, p16 和 Ki67 染色能突出显示 HSIL 病灶。这对烧灼切缘有疑问的病例非常有用。如果形态学和 p16 染色都符合 HSIL, 就不需要 Ki67。CAP-LAST 共识指南不建议 p16 染色常规加做 Ki67。但是, 在 p16 染色不确定或存在技术问题时, 可以考虑使用 Ki67。特别是涉及 HSIL 与萎缩 / 移行细胞化生或不成熟鳞状化生的鉴别时, 如果 p16 染色很难评估, 使用 Ki67 染色可能有价值。重要的是, Ki67 在斜切面上或薄层黏膜上可能难以判读

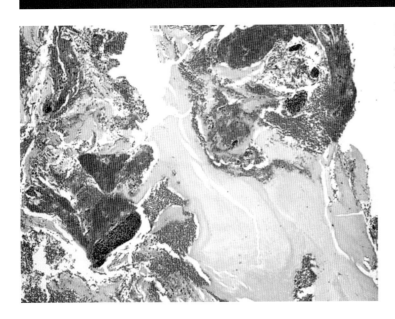

图 6.32a　HSIL（ECC,H-E 染色,中倍）。图示分离的、无法定向的、细胞丰富的鳞状细胞团。低倍镜下,鉴别诊断包括不成熟鳞状化生和 HSIL

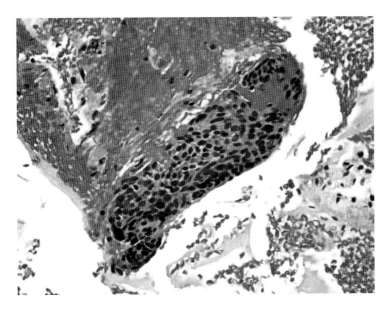

图 6.32b　HSIL（ECC,H-E 染色,高倍）。高倍镜下,这团细胞的核 / 质比增大,核深染和局灶核增大

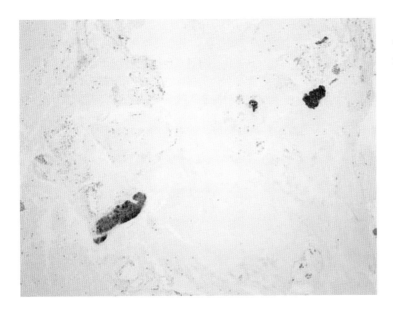

图 6.32c　HSIL（ECC,p16 染色,中倍）。p16 弥漫性表达,证实 HSIL。在 ECC 标本中,这种结构的小灶 HSIL 并不少见,在低倍镜下可能漏诊

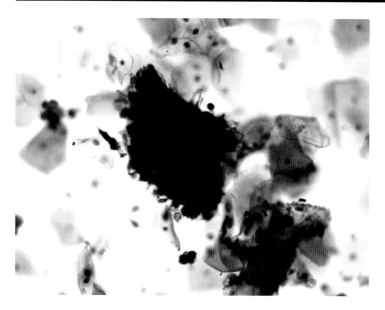

图 6.33　可能累及腺体的 HSIL（液基制片，中倍）。这团细胞深染拥挤，难以判读。旁边有几个细胞呈核深染和高核 / 质比，提示 HSIL。细胞团边缘较容易判读，表现为锯齿样、不光滑或者鞋钉样，这可能是鳞化区域内发生的 HSIL，HSIL 累及腺体，甚或 AIS。这团细胞因细胞致密而影响判读，又因诊断 AIS 会导致不需活检和（或）搔刮的最终治疗，一种选择是将这团细胞诊断为 HSIL 伴非典型宫颈管腺细胞（AGC）

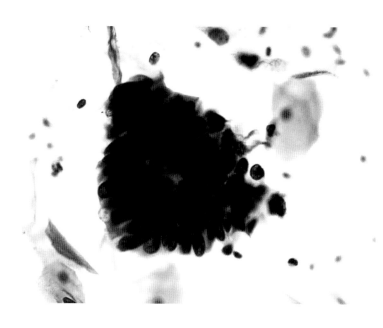

图 6.34　HSIL 累及腺体（液基制片，高倍）。这个 HCG 可能为 AIS 或 HSIL 累及腺体颈部。AIS 和 HSIL 常同时发生

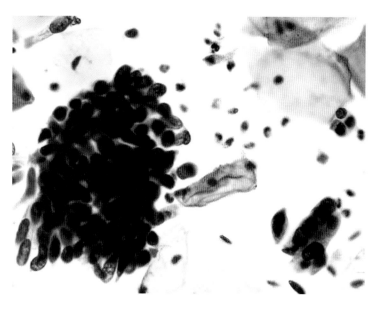

图 6.35　HSIL 累及腺体（液基制片，中倍）。这个 HCG 不如图 6.34 那样紧密，可能是 HSIL 累及腺体。这种判读不影响分期，但注意到 HSIL 累及腺体的可能性将有助于保持宫颈刮除术和（或）活检之间的诊断一致性，尤其是取样不足、未取到腺体而没有发现病变时

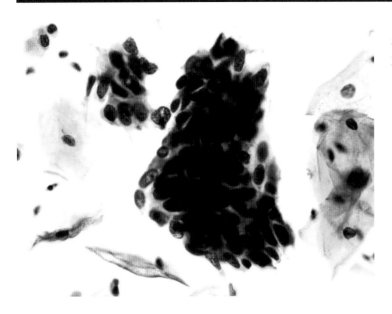

图 6.36　HSIL（液基制片，中倍）。这个 HCG 似乎取自腺体颈部。这些细胞是明确的 HSIL，而不是宫颈管腺细胞

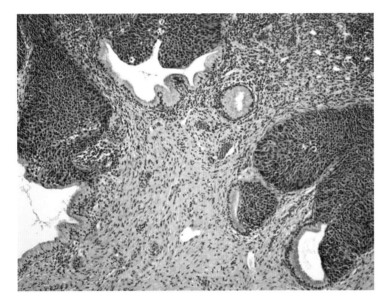

图 6.37　HSIL 累及宫颈管腺体（冷刀锥切，H-E 染色，中倍）。HSIL 累及宫颈管腺体并不少见，不要误认为浅表浸润性 SCC（微浸润）。本例可见残存的宫颈管腺上皮，HSIL 轮廓与其下方腺体的形状一致。这些特征提示该病变不是浸润。在其他病例中可能难以辨认这种特征，可能需要深切

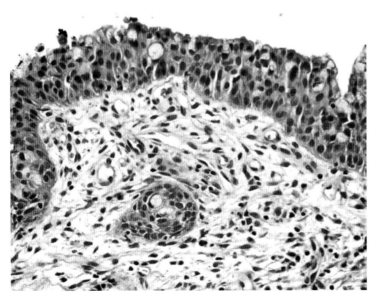

图 6.38a　产生黏液的复层上皮内病变（SMILE，活检，H-E 染色，高倍）。病变不成熟，显示 HSIL 的部分特征，也有一定程度的黏液性分化。注意非典型性轻微，部分细胞核 / 质比增加，染色质稍深染和细胞核稍增大。间质内上皮巢是累及宫颈管腺体的斜切面，而不是浸润性癌

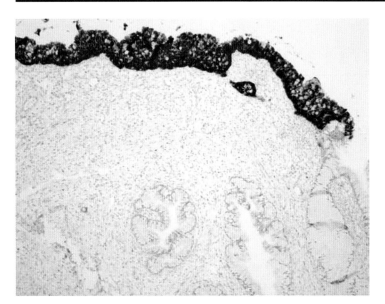

图 6.38b　SMILE（活检，p16 染色，中倍）。p16 弥漫强阳性。SMILE 是高度上皮内病变的一种杂交类型，其特征介于 HSIL 和 AIS 之间。换言之，也可视为原位腺鳞癌。临床上将 SMILE 按照 AIS 亚型进行处理

（田智丹　译）

第 7 章

非典型鳞状细胞

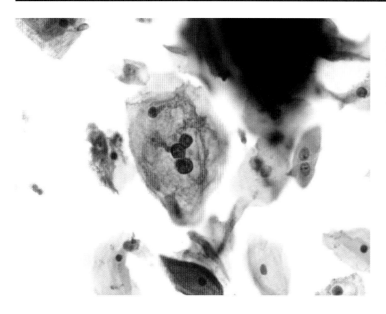

图 7.1a ASC-US（液基制片，中倍）。ASC-US 适用于细胞核增大但增大程度达不到 LSIL；这种情形可能只是反应性改变。另种情形，部分细胞达到 LSIL 的标准但病变细胞的数量不足以明确诊断。图中央的角化细胞引人注目，三个核增大、深染。注意与图中其他细胞核相比较

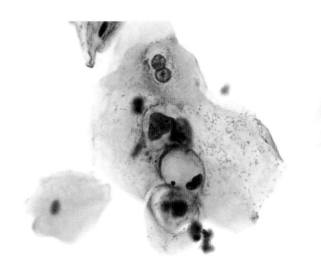

图 7.1b ASC-US（液基制片，中倍）。一个细胞拥有双核和核周小空晕。这个空晕不是挖空细胞的典型形态，但涂片上的其他细胞可能是更明确的 LSIL。这些核边界不规则，倾向异型增生而非反应性变化

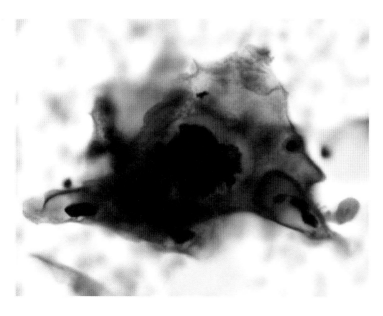

图 7.1c ASC-US（液基制片，高倍）。这个细胞改变的性质不明，宜判读为 ASC-US。核深染、染色质不规则、核周空晕，这些特征可能只是退变所致

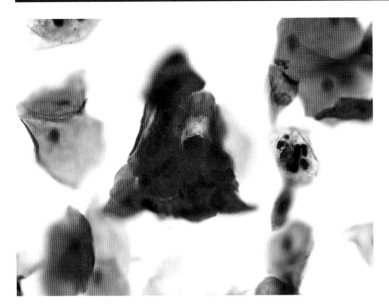

图 7.2　ASC-US(液基制片，中倍)。大的上皮细胞堆积成团，保持三维结构，在 SurePath 涂片上难以清晰观察，需要微调焦距(在二维涂片中几乎不可能)透过细胞团才能完全看清任何不正常细胞。这团细胞核增大、挖空细胞形成，可判读为 ASC-US 或 LSIL，取决于涂片上其他细胞

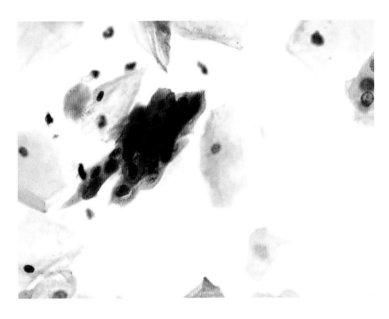

图 7.3　ASC-US(液基制片，中倍)。与上图不同，这个细胞簇为化生细胞。高核 / 质比，染色质深染、粗颗粒状，核轮廓不规则，这些特征提示非典型角化不全，常与 HSIL 有关。本例可能仍为为 ASC-US，也可能升级为 ASC-H，甚或 HSIL；取决于涂片中其他相似的单个细胞的数量

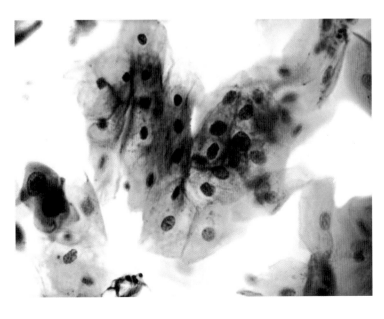

图 7.4　ASC-US(液基制片，中倍)。图中含有三种非角化鳞状细胞：最左边的宫颈管化生细胞伴高核 / 质比、厚核膜和开放的染色质。中央偏左的正常中层细胞。中央偏右的中层细胞伴核增大、核膜轻度不规则。与中央细胞团底部的两个良性中层细胞核进行对比

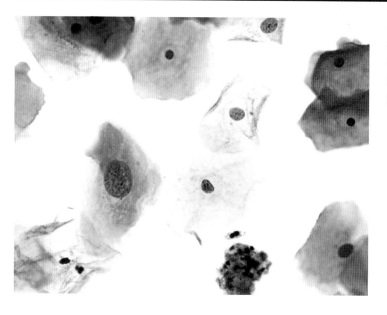

图 7.5　ASC-US（液基制片，高倍）。中央偏左的是典型 ASC-US 细胞。与中央两个中层细胞核相比，ASC-US 的细胞核增大、卵圆形、外形规则，染色质呈颗粒状均匀分布，几乎不可辨认的染色中心（假核仁），细胞质无改变

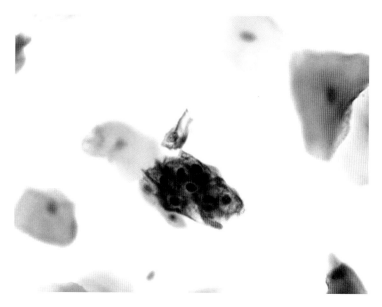

图 7.6　ASC-US（液基制片，中倍）。图中央的化生细胞呈现核周空晕和葡萄干样核。HPV 引起的改变不仅影响大的中层细胞，也会影响较小的化生细胞。与图 7.3 中的非典型角化不全细胞团相比，可发现核改变的差异

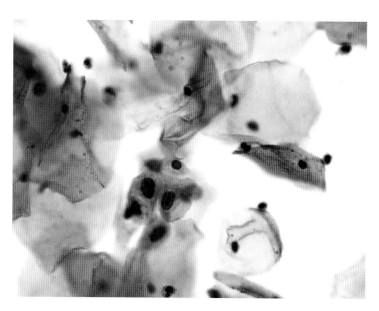

图 7.7　ASC-US（液基制片，高倍）。图中央细胞核深染，核形不规则，较低的核 / 质比，不能诊断为 HSIL。需要仔细观察涂片并寻找是否存在更异常的细胞

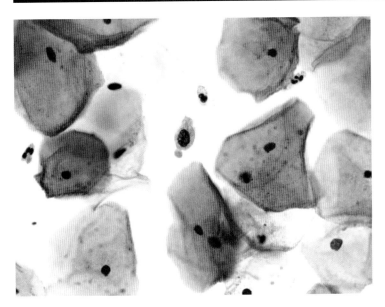

图 7.8　ASC-H(液基制片,高倍)。常称为"遗漏细胞"(D. Wilbur)或"诉讼细胞"(W. J. Frable),这种细胞很少,隐藏在涂片中成千上万的良性细胞中。一旦发现这类细胞,必须仔细观察整张涂片,寻找类似细胞。本例最终分类可能仍为 ASC-H 或升级为 HSIL,取决于涂片上这类细胞的总数或更异常细胞

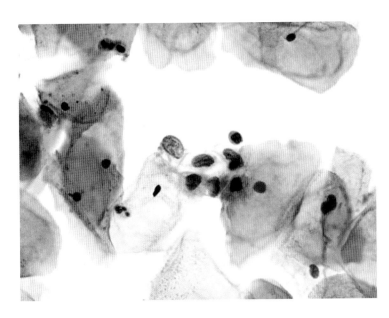

图 7.9　ASC-H(液基制片,高倍)。并非每个细胞都有常见特征而恰当分类。图中央 7 个非典型细胞,其中最大的异常细胞核最淡染,其性质符合高级别病变。最终分类取决于整张涂片中异常细胞的数量和性质

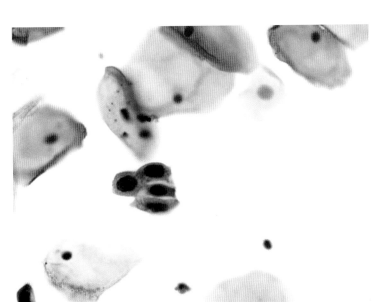

图 7.10　ASC-H(液基制片,高倍)。如果涂片上见到具有如图所示的异型细胞簇特征的单个分散的细胞,即可判读为 HSIL。大多数细胞病理医师在发现足够数量的单个分散细胞时才会判读为 HSIL,而不会只根据黏附性细胞簇来判读

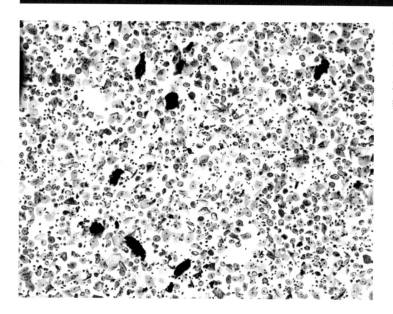

图 7.11　ASC-H（液基制片，低倍）。低倍镜下仅可见细胞量足够和深染组织片段。HCG 可发生于良性病变或肿瘤，可来自子宫颈外口、宫颈管或子宫内膜（常是子宫下段）。高倍镜下仔细观察以确定细胞来源和有无任何异常

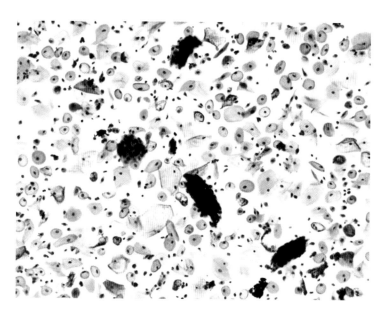

图 7.12　ASC-H（液基制片，低倍）。图 7.11 的涂片仔细观察，发现一团萎缩的鳞状细胞呈现 HCG 改变。HCG 细胞大小及核 / 质比不一，使得细胞密度不均。因此，密度越大、胞质越少的细胞团越值得怀疑。每群细胞必须在高倍镜下仔细检查，避免遗漏任何异常

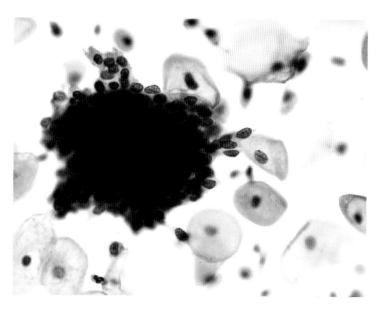

图 7.13　ASC-H（液基制片，高倍）。高倍镜下，HCG 每个细胞形态更加明显。核 / 质比明显增高，核染色质粗，核形状各异、不规则。也可以判读为 HSIL，毕竟，ASC-H 和 HSIL 的临床处理相同

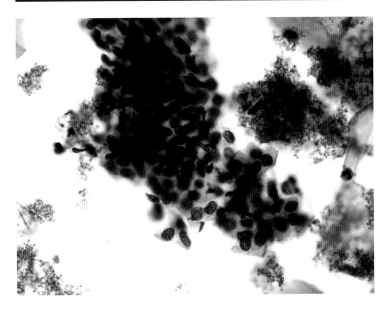

图 7.14　ASC-H（液基制片，中倍）。这团细胞均匀一致，会误认为良性。仔细观察会发现高核/质比，染色质虽非明显深染，但染色质粗糙，核大小形状也各不相同。毫无疑问，该样本取自鳞柱交界区，故与宫颈管化生细胞相似。背景中溶解的血细胞提示病变不良，除非取自月经期样本

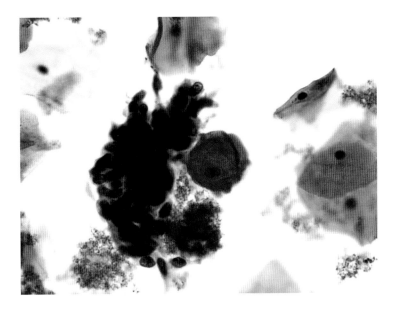

图 7.15　ASC-H（液基制片，高倍）。HCG 细胞质有"拖尾"提示 AIS 可能，但细胞排列紊乱不符合 AIS，更符合 HSIL，活检证实为 HSIL

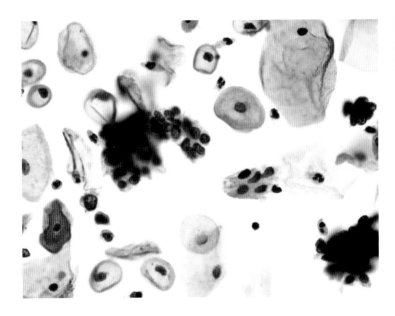

图 7.16　ASC-H（液基制片，中倍）。单个分散细胞、HCG 和组织片段都有相同特点：高核/质比，核深染，核形不规则。本例宜判读为 HSIL

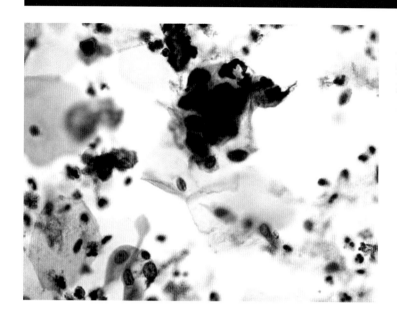

图 7.17　ASC-H（液基制片，高倍）。三维组织片段难以判读，应仔细观察，有可能发现真正的病变。即使核细节不清楚，但细胞极性消失、核深染和胞质稀少等特征明显，足以提示患者应立即做活检随访

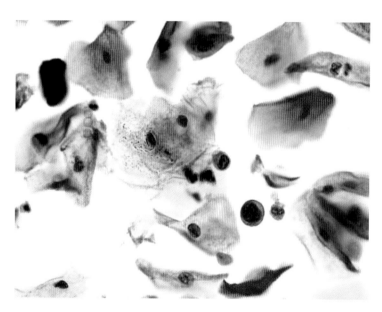

图 7.18　ASC-H（液基制片，高倍）。单个化生性大细胞本身足以提示 HSIL，视野中未发现浸润的证据。事实上，宫颈细胞学不能可靠地提示浸润，更不可能分期。但是细胞学改变可反映肿瘤的级别，即便仅根据这一单个细胞，也可以考虑该患者具有宫颈癌高风险

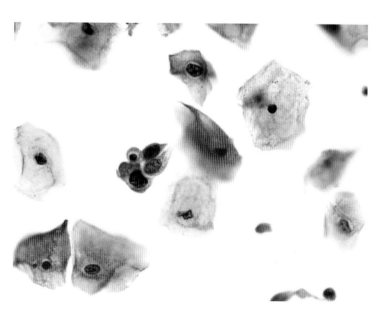

图 7.19　ASC-H（液基制片，中倍）。与其他 ASC-H 细胞团一样，这团细胞已达到宫颈涂片的目的：分流患者得到适当的处理。因此，不论这张涂片判断为 ASC-H 还是 HSIL 或者与最终诊断癌相匹配的术语，患者都会被恰当随访、进一步检查而发现疾病

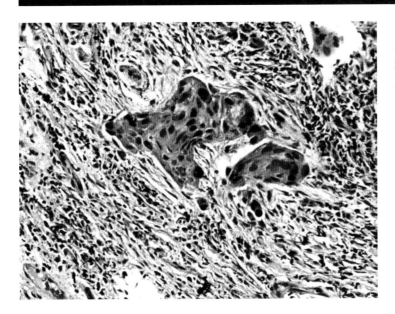

图 7.20　SCC（H-E 染色，高倍，图 7.18 和 7.19 随访活检）。浸润性宫颈 SCC。浸润性癌巢外形不规则、大小不一，细胞核增大、染色质粗，胞质丰富、嗜酸性，间质促纤维反应和慢性炎症

图 7.21　ASC-H（液基制片，中倍）。浸润性 SCC 的特征之一是形态多样化：包括细胞大小、形状、核 / 质比、尤其是胞质角化。相反，HSIL 细胞形态常更一致。细胞病理医师的"工作"不是明确病变级别，而是提示患者需要进行进一步检查。另外，干净的涂片背景不提示浸润，但是否浸润是细胞病理医师不可能完成的任务。是否浸润和浸润深度只能由合适的组织活检来评判

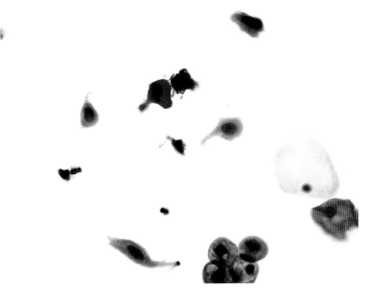

图 7.22　ASC-H（液基制片，高倍）。高度异常细胞的大小、胞质角化程度、核形状和染色质均存在差异，这与细胞改变较一致的 HSIL 不同。特别是当角化细胞有胞质拖尾时，即使其他标准不存在，也应怀疑浸润性病变。不过，宜谨慎地判读为 ASC-H 或 HSIL，患者的后期处理是相同的

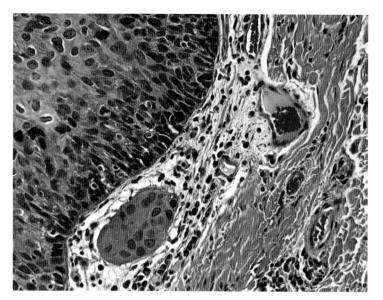

图 7.23 浅表浸润性 SCC (微浸润, H-E 染色, 高倍, 图 7.21 和图 7.22 随访活检)。图左示 HSIL, 上皮-间质边界清楚, 基底部上皮细胞排列有极向。图中下方, 炎性间质中见浸润性癌巢, 细胞核特征与 HSIL 相似, 但有反常成熟现象, 即胞质丰富、低核/质比, 与 HSIL 的基底部细胞相反

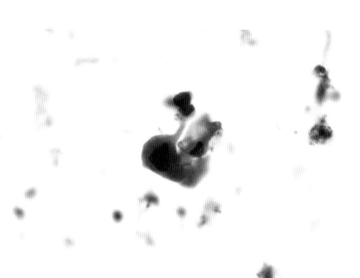

图 7.24a ASC-H(液基制片, 高倍)。这几个细胞具有稠厚胞质和"炭黑样"核, 核增大, 高核/质比, 较大细胞出现不规则胞质突起。单凭这几个细胞可判读为 ASC-H, 随访活检证实为 SCC。孤立分散的肿瘤细胞("诉讼细胞")常见于 ASC-H(通常缺乏固缩核且胞质较少), 随访多为 HSIL。此图细胞来自 SCC 样本, 胞质反常增多

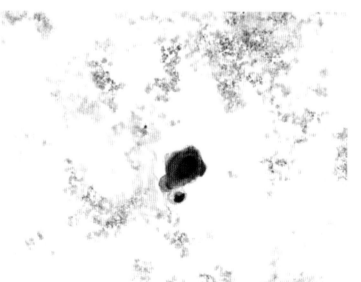

图 7.24b ASC-H(液基制片, 高倍)。这些细胞固定欠佳, 但仍可见异常特征: 高核/质比、非典型角化(对比胞质颜色)、核深染且不规则, 随访证实为 SCC。与上图相似, 这些细胞来自 SCC 样本, 其特征并非 ASC-H 常见的"诉讼细胞"。若仅见这些非典型细胞, 最好仍诊断为 ASC-H

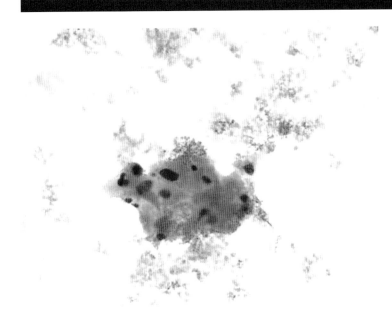

图 7.24c ASC-H(液基制片,高倍)。根据核多形性和核形不规则,该片细胞符合非典型角化不全。但部分特征提示 SCC,随访也是 SCC。胞质非常致密、有不规则突起,核埋于致密的角蛋白中而失去其深染的特征。像这样的恶性角蛋白很难与细胞退变区别,大多数病例在涂片其他视野可发现更多的线索,有助于诊断 SCC

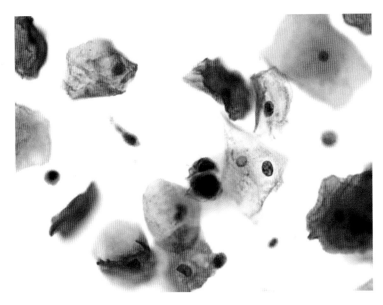

图 7.24d ASC-H(液基制片,高倍)。中央的两个细胞与背景良性鳞状细胞明显不同,其细胞质缺乏典型 SCC 的致密深染特征,但随访为 SCC。这些核非常深染、增大,如仅见这些细胞,应判读为 ASC-H

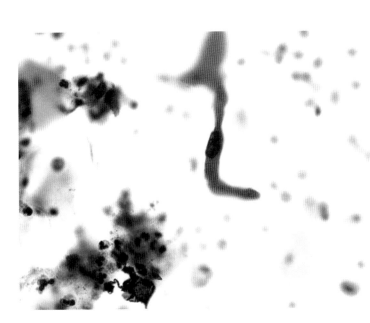

图 7.25a ASC-H(液基制片,高倍)。"蛇形细胞"通常只见于 SCC,但只见个别"蛇形细胞"最好诊断为 ASC-H。"蛇形细胞"表现为致密角质、不规则胞质突起、核深染增大(与邻近中性粒细胞相比)。这些细胞是 SCC 的众多典型形态之一

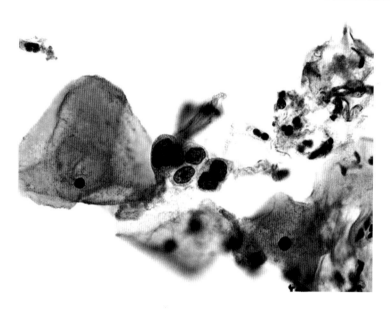

图 7.25b ASC-H(液基制片,高倍)。这些细胞表现为核增大、核边界不规则、深染、核/质比明显增高,与先前提到的"诉讼细胞"相似,但异型性更大。随访为 SCC

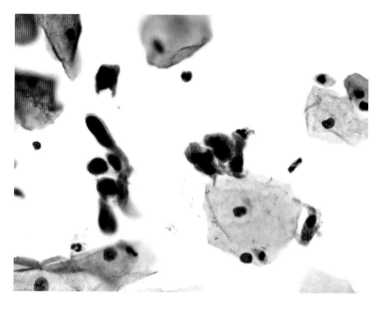

图 7.26a ASC-H(传统涂片,高倍)。与前图类似,这些非典型细胞核深染、多形、增大,胞质极少。尽管一个细胞有胞质突起,但不像"蛇形细胞"那样浓染致密。随访为 HSIL

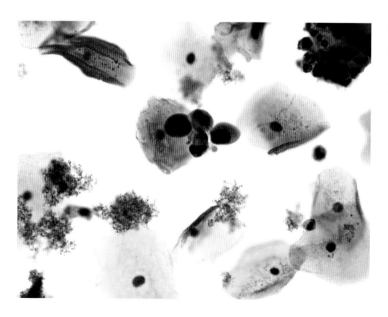

图 7.26b ASC-H(传统涂片,高倍)。核显著深染,胞质含量略多于上图。总的来说,细胞小,核增大深染(与邻近良性鳞状细胞相比)。随访为 HSIL

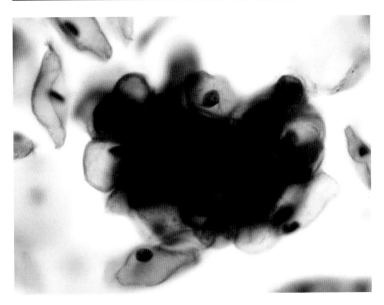

图 7.27　假挖空细胞（液基制片，高倍）。有时反应性细胞可出现核增大和核周透明，类似于挖空细胞，这些细胞的核轻度不规则、稍深染，胞质丰富。核增大使得病变易被发现，判读为 ASC-US 比较合适。但本例 HPV 阴性，强烈提示只是反应性改变，而不是 HPV 感染性病变

（沈勤　梁艳　译）

第8章

鳞状细胞癌

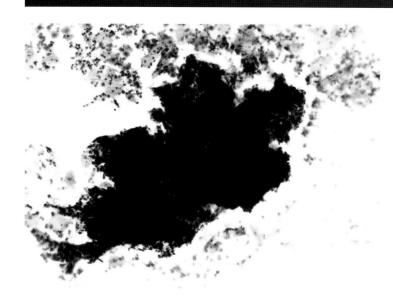

图 8.1　SCC(传统涂片,低倍)。异常大片状 HCG 常提示恶性,需高倍进一步观察

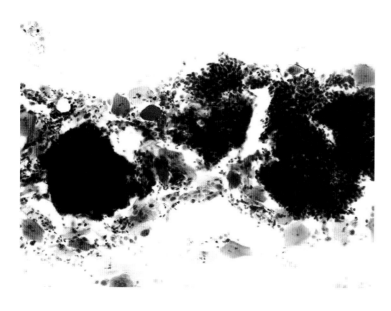

图 8.2　SCC(传统涂片,低倍)。除了大而致密的组织片段,亮橙色的细胞提示为部分角化性病变。组织片段的致密是由于高核/质比及深染核

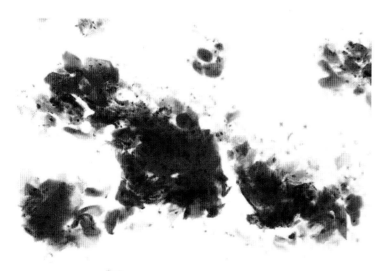

图 8.3　SCC(传统涂片,低倍)。巴氏染色能显示角化细胞的嗜酸性胞质。由于图中细胞核小,所以不提示恶性。仍需进一步观察以除外癌

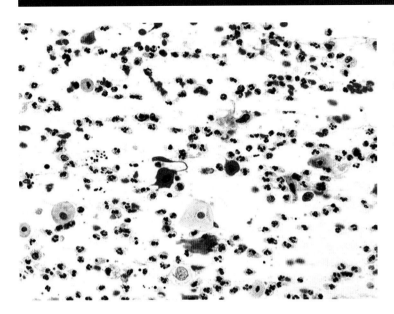

图 8.4　SCC（传统涂片，中倍）。传统涂片中典型的 SCC 细胞。部分角化细胞形成胞质拖尾，部分细胞类似 HSIL，部分区可见凋亡小体（SCC 坏死的表现）。形态多样性是 SCC 的典型表现，即使是高级别腺癌也不出现如此明显的细胞间差异，更不会出现角化。涂片背景中有明显的肿瘤素质：血清背景和急性炎症细胞

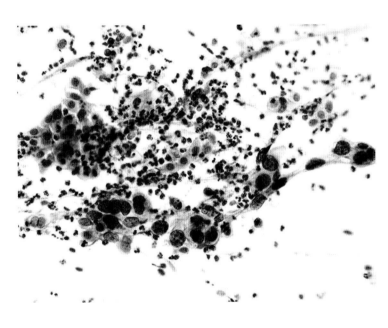

图 8.5　SCC（传统涂片，中倍）。与上图相反，这些细胞无角化，细胞特征更单一。肿瘤细胞混杂在正常宫颈管细胞中，与宫颈管腺癌难以区分。有鉴别价值的特点是细胞缺乏显著核仁，而腺癌毫无疑问会有显著核仁

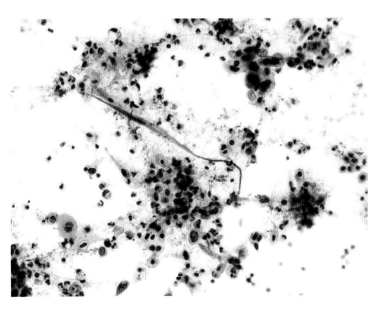

图 8.6　SCC（传统涂片，中倍）。可见细长的纤维样细胞，通常是浸润性 SCC 的标志性特点。核深染和细胞质拉长。常聚集成团，来源不明，是来自病灶表面还是深达基底膜缺损处尚不清楚。因其细胞学形态类似纤维母细胞而得名

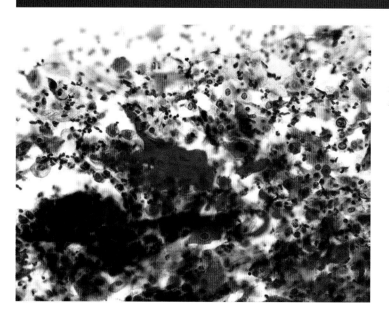

图 8.7　SCC（液基制片，中倍）。细胞量十分丰富，提示病变质地脆而易碎，细胞易脱落。细胞角化片段和散在单个细胞毫无疑问来自病变表面，而分化较差的细胞来自更靠近基底膜的部位

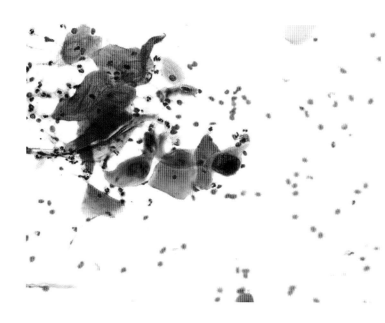

图 8.8　SCC（液基制片，中倍）。图中央的细胞无角化，但胞质轮廓锐利，胞质不透明，高核/质比，细胞大，应归类于 SCC 范畴。缺乏诊断经验的医师可能将其归类于 HSIL，但细胞太大，通过仔细观察整张切片毫无疑问会发现其他恶性细胞

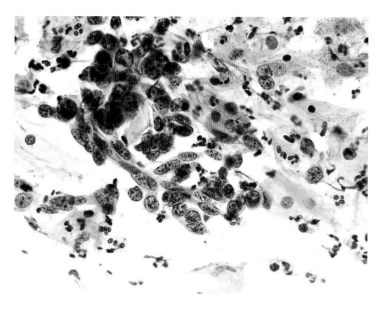

图 8.9　SCC（液基制片，中倍）。一般认为非角化性 SCC 是低分化癌，与宫颈低分化腺癌难以鉴别。某些形态学特征可能有助于 SCC 诊断：分离的细胞质边界、粗糙的染色质，不明显的核仁和缺乏形成腺管的形态

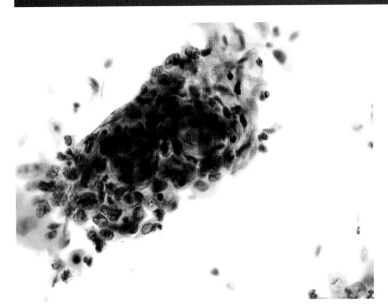

图 8.10　SCC（液基制片，中倍）。即使不是角化性细胞片段，但其鳞状上皮特征还是很明显。中央鳞状细胞珠是由多层鳞状细胞漩涡状排列，显微镜下更加明显。周围的细胞有明显的细胞边界和不透明的胞质，也可见细胞内细胞形成（吞噬现象）。所有这些特点都与组织病理学的特征相似，细胞学观察这些组织片段也同样适用

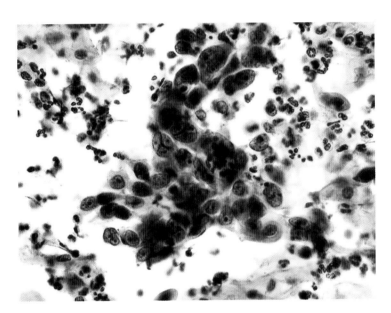

图 8.11　SCC（液基制片，中倍）。组织片段中的细胞核具有明显核仁和细颗粒状染色质，这通常是腺癌的特征。支持鳞状分化的特点是细胞边界清楚和胞质不透明。分辨恶性肿瘤的细胞起源时，胞质特点比核特点更重要

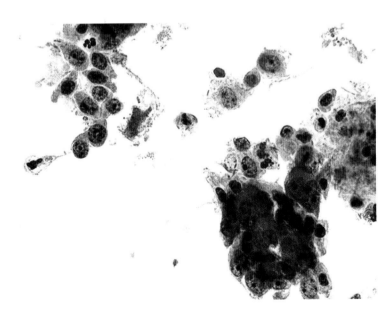

图 8.12　SCC（液基制片，中倍）。低分化癌既有鳞状细胞又有腺细胞分化的特征。宫颈涂片仅是筛查手段，难以绝对明确组织来源，不管宫颈涂片如何判读都需要进一步行诊断性切除

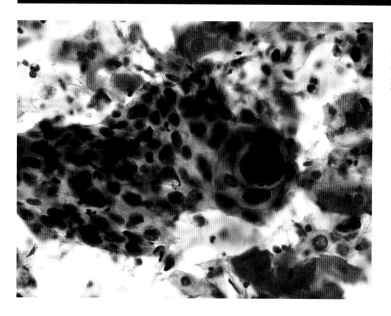

图 8.13　SCC（液基制片，中倍）。兼有角化和非角化的细胞是高分化 SCC 的特点。胞质不透明，核仁不明显。较大片段中可见明显的鳞化珠形成

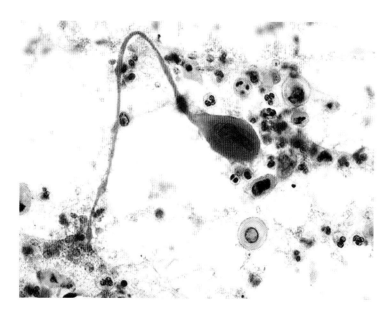

图 8.14　SCC（液基制片，中倍）。典型的蝌蚪样细胞是诊断 SCC 的要素。角化红染细胞质逐渐拉长变细和细胞核增大深染是关键的诊断特征

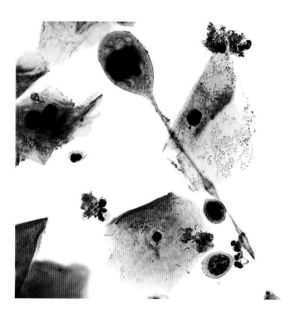

图 8.15　SCC（液基制片，中倍）。即使细胞不角化，病变细胞核深染、胞质畸形拉长也提示浸润性 SCC。周围的伴随细胞符合 HSIL

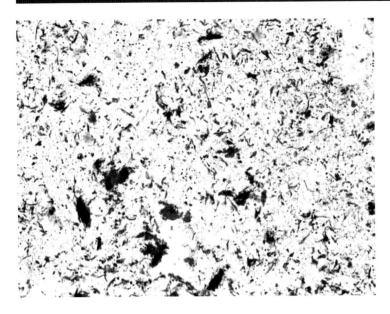

图 8.16　SCC（液基制片，最低倍）。与通常的富于细胞的液基细胞学相反，这张图片第一眼就能发现多量角化细胞的细长形态，这是 SCC 的特征，即使缺乏典型的恶性鳞状细胞也是如此

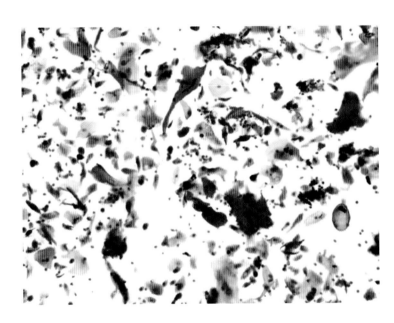

图 8.17　SCC（液基制片，低倍）。图 8.16 低倍显示异常形态的无核鳞屑和有核的异常细胞。除了角化性 SCC，其他病变不会出现这种改变

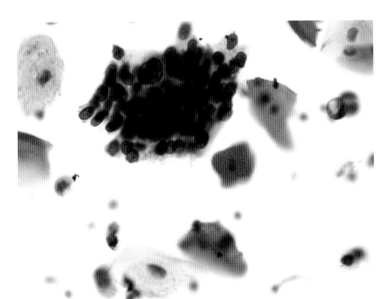

图 8.18a　SCC（液基制片，中倍）。即使细胞无角化改变，异常的细胞质拉长、核多形性、核深染均提示浸润性 SCC。周围的伴随细胞符合 HSIL

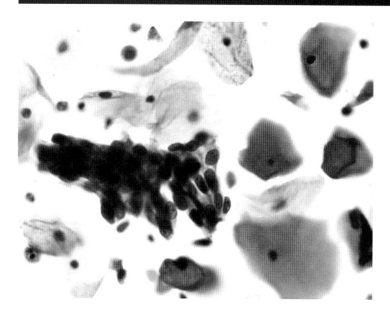

图 8.18b　SCC（液基制片，中倍）。与图 8.18a 为同一标本，但此图中细胞缺乏多形性，可见核深染和合胞体样细胞，因而表现为貌似善良的形态。这些片段符合 HSIL，即使随访为 SCC

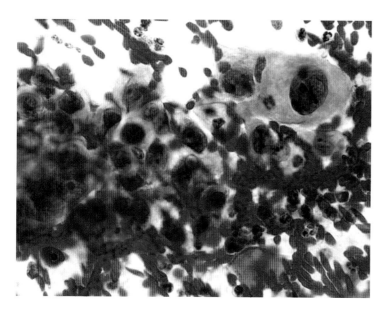

图 8.19　SCC（传统涂片，高倍）。某些 SCC 为非角化型，具有不透明胞质和清楚的细胞边界。尽管细胞核可能有腺癌的特征（如显著的红核仁），但根据胞质特点仍符合 SCC

图 8.20a　SCC（液基制片，最低倍）。血性液基标本的边缘会出现红细胞膜的空晕。中心区往往仅含少量细胞、坏死片段或组织片段。用冰醋酸预处理可以去除样本中的血液并保留具有诊断意义的材料

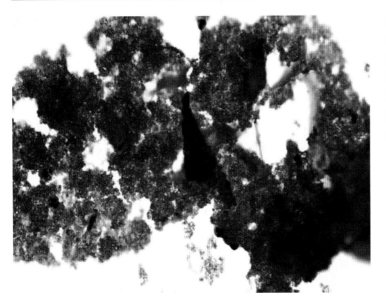

图 8.20b　SCC（液基制片，中倍）。低倍镜下仔细观察上图涂片，可能发现高度非典型鳞状细胞埋藏在颗粒状片段中。碎屑当然会影响判读。这一视野有多个不规则形状的角蛋白片段，仅这些特点就要警惕 SCC。两个细胞片段都有深染的不规则核，证实非典型角化片段来自恶性病变

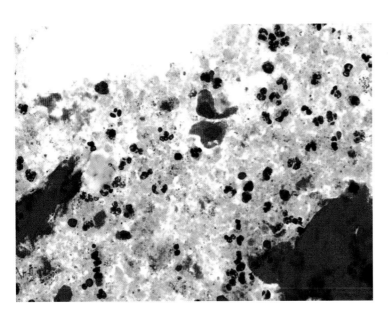

图 8.21　SCC（液基制片，中倍）。血性标本必须用冰醋酸进行预处理，否则细胞量极少。即使如此，仍需仔细观察，通常会发现涂片中来自 SCC 的高度异常细胞。除了单个细胞，还有来自恶性病变表层的大片无核角蛋白

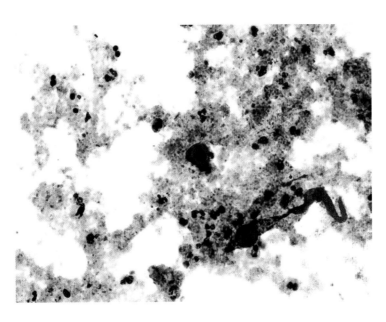

图 8.22　SCC（液基制片，中倍）。另一例血性液基标本，在纤维素样血性渗出及坏死片段的背景中仅偶见肿瘤细胞。用冰醋酸裂解血液重新制作涂片，使较重的病变细胞通过滤过膜转移至玻片上

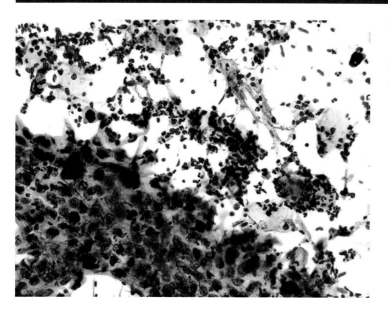

图 8.23　SCC（传统涂片，中倍）。非角化性 SCC 可能难以判读。仔细观察其中具有诊断意义的鳞状上皮或腺上皮特征，通常能归入正确的分类。尽管如此，活检是必要的，通常会明确诊断

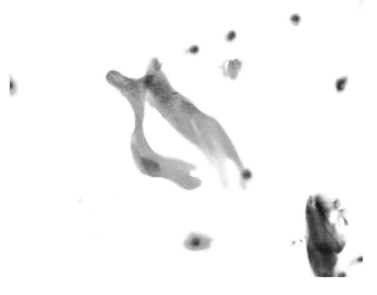

图 8.24　SCC（液基制片，高倍）。良性病变可有角化片段和碎屑，但角化性 SCC 常形成不规则形状的、稠厚的角化片段。这些片段本身并不是异型增生或恶性肿瘤的诊断指标，但要警惕这些可能性

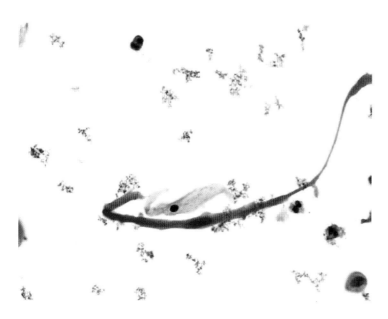

图 8.25a　SCC（液基制片，高倍）。几乎只在 SCC 中存在的一个特征：具有非典型核的极长的纤细细胞，也被人称为"蛇形细胞"。虽不是 SCC 的诊断性特征，但常伴有提示恶性的其他特征

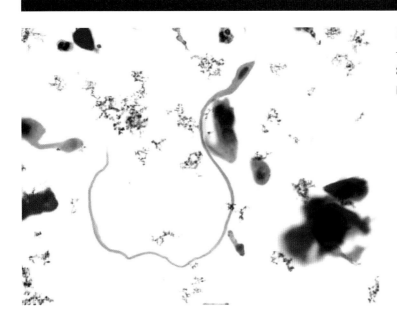

图 8.25b　SCC（液基制片，中倍）。该视野可见一个如前图所示的不规则的"蛇形细胞"及如图 8.24 所见的致密、不规则角质片段，这些片段中的细胞核因在角质中退变而几乎不可见

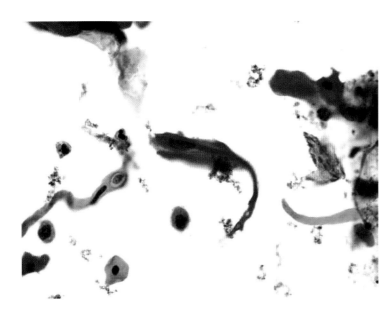

图 8.25c　SCC（液基制片，中倍）。与 HSIL 形成鲜明对比，图中显示 SCC 的形态多样性。"蛇形细胞"的胞质比前两图更丰富。与 HSIL 或 ASC-H 相比，本例散在的单个细胞具有更低的核 / 质比，但核呈炭黑色，细胞质十分致密，有不规则的胞质突起

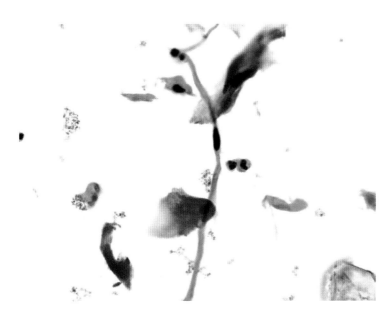

图 8.25d　SCC（液基制片，中倍）。若观察不仔细，很容易将"蛇形细胞"拉长纤细的突起误认为是污染的纤维或其他成分，但此片段中炭黑样核提示为高度非典型鳞状细胞

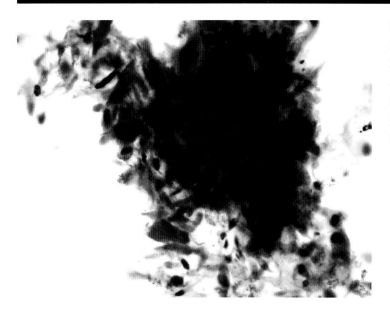

图 8.26a SCC（液基制片，高倍）。可能很难一眼看出产生丰富角质的恶性细胞。交替出现的粉红色和蓝色是角化性 SCC 的典型特点。在片段的边缘容易发现非典型细胞核，表现为核深染、多形性，有些核形状不规则。细胞片段中间的核似乎退色，更难判读，但它们仍有异型增生的感觉

图 8.26b SCC（液基制片，高倍）。细胞片段中核退色，但该片段形状不规则、胞质稠厚，强力提示恶性。与前图相似，交替出现的粉红色和蓝色提示恶性。虽然其他视野可能存在明显恶性的细胞，但产生丰富角质的病变可造成涂片中几乎仅有高度非典型角质的无核细胞

图 8.27a SCC（液基制片，低倍）。低倍镜下这些细胞貌似善良，其实多为恶性细胞。图中可见"蛇形细胞"和非典型致密的角质片段。该视野中心区细胞提示非典型角化不全，但其胞质致密，形成不规则的突起，都是恶性特征

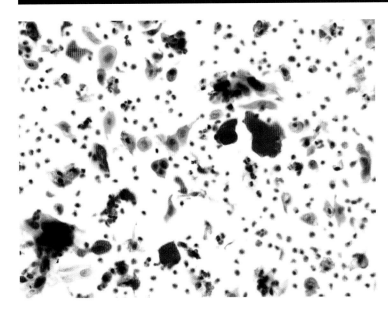

图 8.27b　SCC（液基制片，低倍）。该视野可见鳞化细胞、炎症细胞和一些异常细胞团。这些细胞核增大，核膜不规则，高核/质比。视野中央可见非典型鳞状细胞珠（注意鳞状细胞珠中淡染的多形性核）。邻近鳞状细胞珠可见多形性细胞，胞质稠厚形成不规则突起，低核/质比。本例可能只够 HSIL 标准，但综合这些发现应提示 SCC

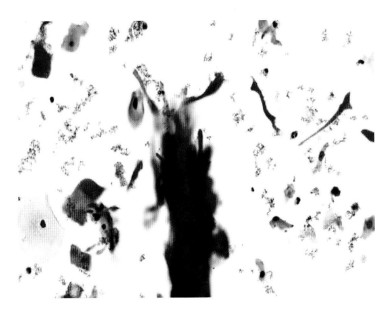

图 8.28a　SCC（液基制片，中倍）。细胞片段中央，尽管聚焦不佳，但仍可见稠厚的蓝色和粉红色的角质，形状高度不规则，往往仅见于 SCC。"蛇形细胞"似乎从片段顶端出芽，背景中存在其他非典型细胞以及致密的不规则角质片段

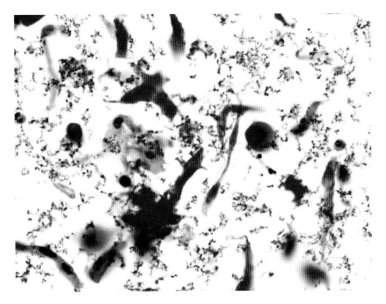

图 8.28b　SCC（液基制片，中倍）。SCC 细胞产生丰富的角质可导致染色不佳，因为染液渗透不足和/或染液消耗。注意图中高度不规则的细胞形状；很多细胞的核消失或退色，少数可见的细胞核仍有高度非典型性

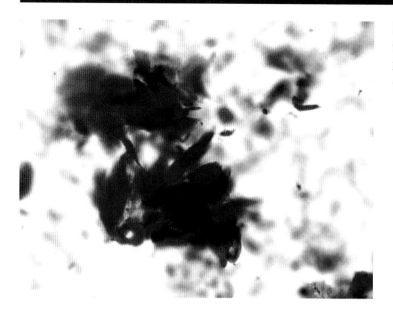

图 8.29a　SCC（液基制片，高倍）。这例主要的诊断特征也是非典型角质片段。视野中保存完好的细胞核深染、具有非典型性，结合稠厚的蓝色和粉红色胞质强烈提示 SCC

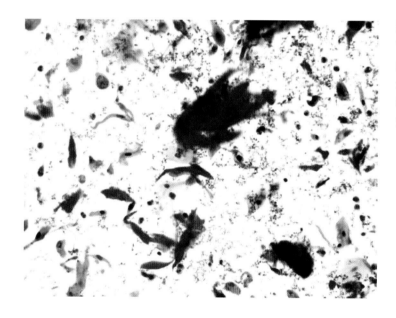

图 8.29b　SCC（液基制片，中倍）。细胞分布杂乱，但也有 SCC 的形态特点。视野左上角可见最大细胞核的细胞，细胞核不深染，不突出；背景中可见无核的非典型角质片段和数个"蛇形细胞"。有时可见中性粒细胞，往往与坏死区有关，但不是 SCC 的特有表现

图 8.29c　SCC（液基制片，中倍）。与前图相似，此视野细胞分布杂乱，似乎比较温和。HSIL 细胞核深染，主要的挑战是识别这些细胞的起源。在角化型 SCC 中核经常消失，如存在则表现为核固缩

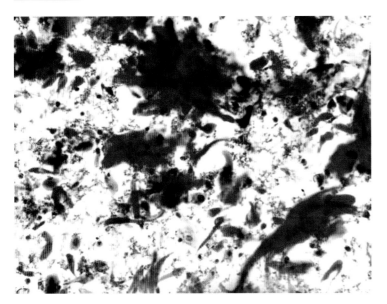

图 8.29d　SCC（液基制片，中倍）。该视野内可见丰富的非典型角质片段和恶性的角化鳞状细胞，其中大多数成分都是恶性的，在细胞量少的涂片中应分别研究其形态和意义

图 8.30a　SCC（液基制片，中倍）。图中出现了蓝色和粉红色交替的胞质，细胞片段的左边有鳞状细胞珠的感觉。片段周围散在的细胞，不管有核或无核都具有非典型性，胞质稠厚且形态奇异

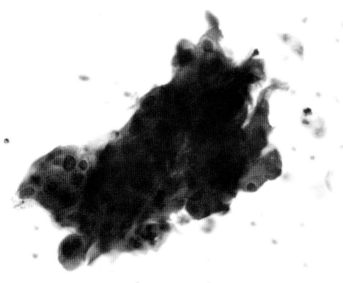

图 8.30b　SCC（液基制片，高倍）。角化性 SCC 的细胞片段，显示埋于其中的细胞核，形成靶环样外观；片段中大部分区域呈嗜酸性，就像万圣节橙色

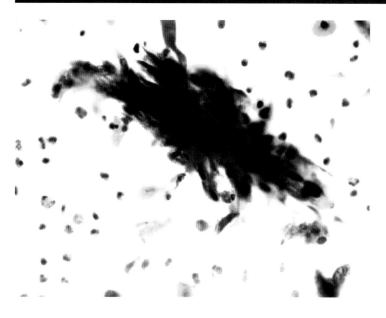

图 8.30c　SCC（液基制片，高倍）。细胞片段具有层状形态；染液渗透性差，混杂中性粒细胞造成诊断困难。但仍可见非典型细胞核，尤其在边缘更明显

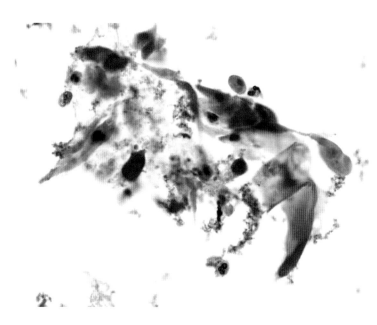

图 8.30d　SCC（液基制片，高倍）。该视野显示SCC 细胞的稠厚胞质和不规则的形态。拉丝状非典型细胞较退变的非典型细胞核更引人注目

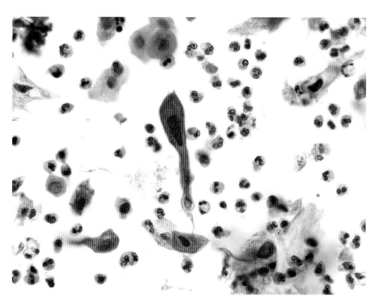

图 8.31a　SCC（液基制片，高倍）。高倍镜下，细胞大，但核增大不显著。低倍镜下，这些嗜酸性细胞和角化不良细胞的出现可能代表非典型角化不全。然而，显著的细胞质不规则突起强烈提示 SCC 的可能性

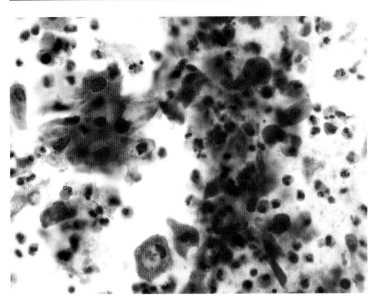

图 8.31b　SCC（液基制片，高倍）。坏死、大量中性粒细胞和细胞退变导致染色不佳和视野模糊。SCC 患者不一定有宫颈异型增生病史和异常的宫颈涂片结果，因为不配合筛查患者患癌的风险最大且通常需要数年进展

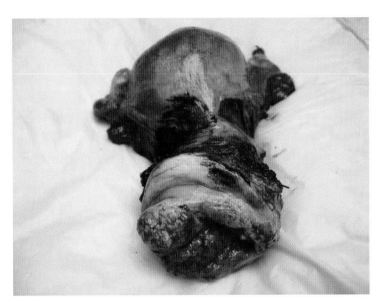

图 8.32　SCC 大体标本（子宫切除术）。图中可见宫颈肥大，从宫颈口向外突出外生性异质性的肿块。子宫旁组织和阴道穹窿切缘需涂墨，从而可在显微镜下判断切缘情况。与其他的妇科标本不同，宫颈癌标本的分期主要是临床分期而不是手术标本病理分期。需要注意的是，并不是所有宫颈癌患者都能获得手术标本，手术通常是适用于早期患者

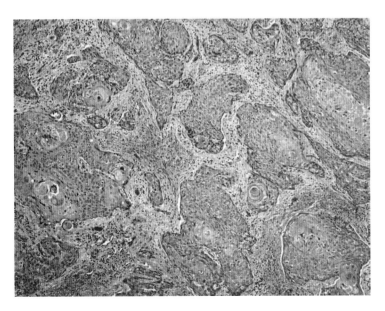

图 8.33　浸润性 SCC（子宫切除术，H-E 染色，中倍）。SCC 的特征表现是异型的鳞状上皮巢不规则浸润性生长。癌巢轮廓不规则，大小形状不一，常明显拥挤，由促纤维性间质分隔。注意多灶癌巢周边出现骤然角化（反常成熟），此特征有助于诊断浸润性 SCC 并区分 HSIL 累及腺体

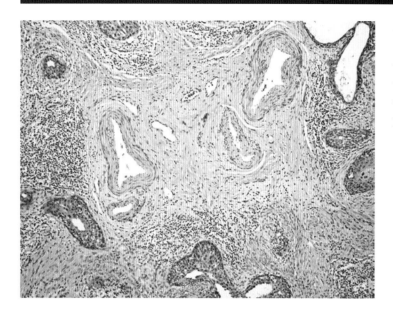

图 8.34　浸润性 SCC（子宫切除术，H-E 染色，中倍）。图中浸润性癌巢接近大的厚壁血管，这一表现可为困难病例提供有用的诊断线索，用于区分浸润性癌和 HSIL 累及宫颈腺体。此外，注意发生浸润时，癌巢有时会发生囊性变，此时如无其他鳞状细胞的表现，则可能误诊为腺癌

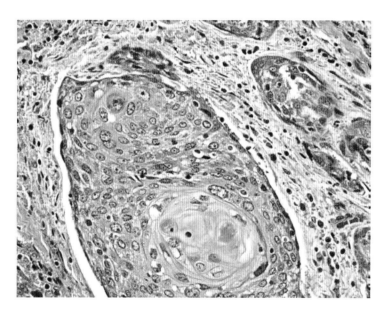

图 8.35a　浸润性 SCC（子宫切除术，H-E 染色，高倍）。宫颈 SCC 尚无标准的组织学分级系统，不同观察者之间分级重复性较差。尽管如此，在病理报告中，SCC 通常分为高、中和低分化。高分化 SCC 易见鳞状细胞谱系特征，此例中细胞多角形，细胞边界形成良好，丰富的粉染胞质、低核 / 质比，不同程度的角化，细胞核圆，染色质呈网状，仅可见少数不明显的小核仁

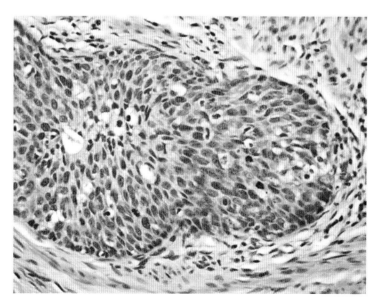

图 8.35b　浸润性 SCC（子宫切除术，H-E 染色，高倍）。此例为中 - 低分化 SCC，鳞状细胞分化特点不如高分化 SCC 那么明显，核 / 质比更高、染色质更粗。总体形态类似于基底细胞样形态，周边显示栅栏状排列，中央偶见小囊腔，易误认为腺癌或腺鳞癌，但并不存在真正的腺腔

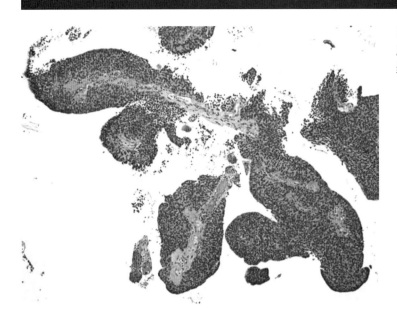

图 8.36a　乳头状 SCC（活检，H-E 染色，中倍）。肿瘤外生性生长，形成宽大的乳头，乳头具有纤维血管轴心，外覆厚的鳞状上皮，表面平滑

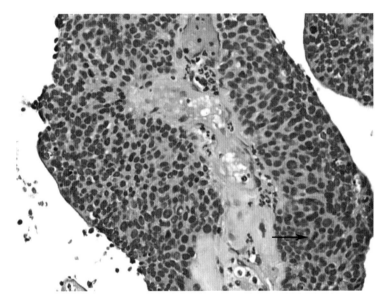

图 8.36b　乳头状 SCC（活检，H-E 染色，高倍）。鳞状上皮有分层现象，全层细胞分化不成熟。高核 / 质比，呈基底细胞样，核圆形，染色质粗，可见核分裂象（箭头），组织学表现类似于"乳头状"HSIL；但外生性乳头状结构的增生方式超出了 HSIL 允许的形态范畴，而是乳头状 SCC 的特征

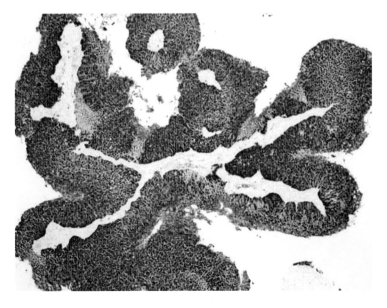

图 8.36c　乳头状 SCC（活检，p16 染色，中倍）。肿瘤细胞显示 p16 弥漫表达。几乎所有宫颈 SCC 都是这种 p16 染色模式，无论是普通型还是乳头状型

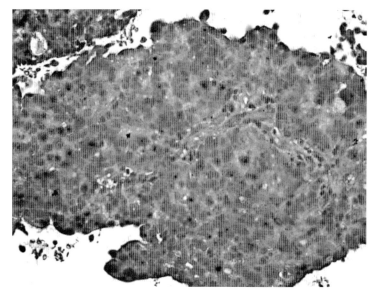

图 8.36d　乳头状 SCC（活检，高危型 HPV 原位杂交，Ventana INFORM HPVIII 家族 16 探针包括 HPV 基因型 16、18、31、33、35、39、45、51、52、56、58 和 66，中倍）。可见细点状核信号，考虑 HPV 感染。几乎所有宫颈 SCC 都与高危型 HPV 相关，但 HPV 原位杂交的敏感性不是 100%，"阴性"结果并不能除外 HPV 的存在。这种"阴性"结果可能是由于病毒拷贝数低于原位杂交检测下限、操作失败、存在未被探针所覆盖的 HPV 亚型引起的。活检标本中，外生性生长的乳头状病变常无间质，难以诊断是否浸润，但这种类型的乳头状病变常在子宫切除标本中发现宫颈间质浸润。因此，在这种情况下，外生性乳头状病变诊断为癌是合理的。然而，需要指出的是，在罕见的情况下，乳头状 SCC 可以完全是外生性生长，而无宫颈间质浸润，部分病理医师称之为原位乳头状 SCC

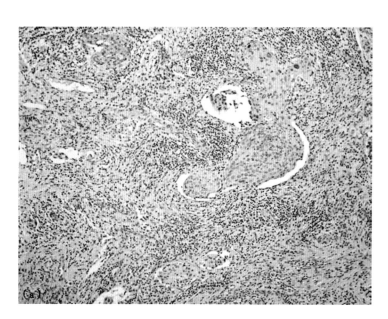

图 8.37　浅表浸润型乳头状 SCC（微浸润，冷刀锥切，H-E 染色，（a）中倍和（b）高倍）。在纤维化间质和炎症背景中可见非典型鳞状细胞巢，细胞巢大小和形状不一。图 a 中央和右上角可见较大的癌巢，而在左上方和中央偏下方可见两个较小的癌巢。癌巢形状不规则，杂乱分布，癌细胞呈多角形，胞质丰富粉染，低核 / 质比；细胞核大，多形，染色质粗。当怀疑是否存在间质浸润时，"反常成熟"是诊断有用的线索。当存在间质浸润时，间质浅表浸润或微浸润仅可用于切缘阴性病例。这一名称适用于间质浸润深度≤3mm，宽度≤7mm 的病例（国际妇产科联盟 [FIGO] IA1 期）

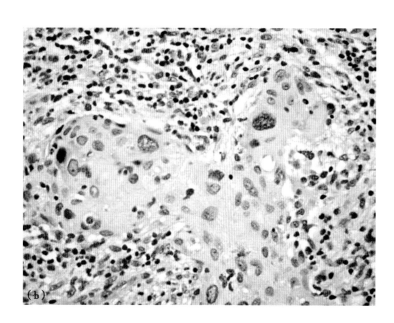

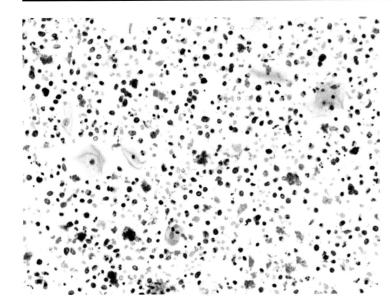

图 8.38a　小细胞癌(液基制片,低倍)。在液基制片中小细胞癌会失去传统涂片中的部分形态学特征。癌细胞更加分散,核镶嵌排列和坏死不太突出,缺乏挤压假象。低倍镜下,细胞主要表现为失黏附,呈单个细胞分布,易误认为淋巴细胞。但这些细胞比背景中的中性粒细胞大得多,可见"椒盐样"染色质。肿瘤细胞背景中出现大量蓝染团块,这些团块分散分布,是坏死的肿瘤细胞

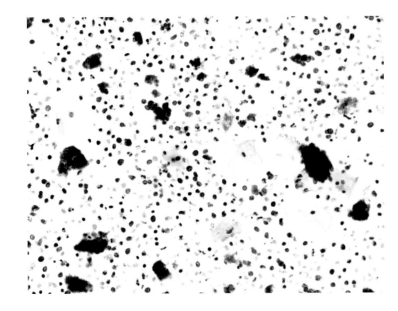

图 8.38b　小细胞癌(液基制片,低倍)。该视野中可见更多的细胞片段,部分混杂有坏死或主要是坏死碎屑。这些片段深染,片段边缘细胞呈鞋钉样、胞质很少,可能给人子宫内膜细胞的印象。若误认为淋巴细胞,则需要鉴别滤泡性宫颈炎,但滤泡性宫颈炎一般有可染小体巨噬细胞

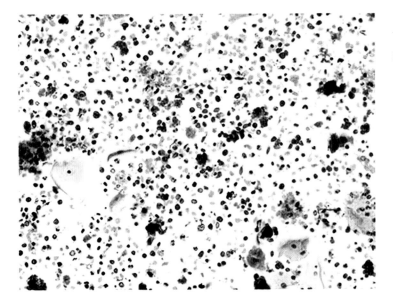

图 8.38c　小细胞癌(液基制片,低倍)。该视野可见浅蓝色坏死片段,类似于背景中坏死团,有时可见中性粒细胞

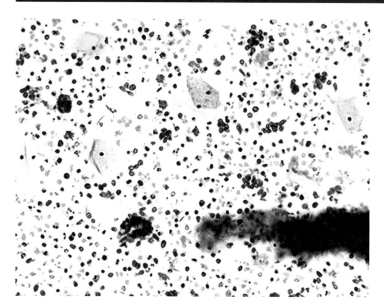

图 8.38d　小细胞癌(液基制片,低倍)。视野中可见小簇细胞,肿瘤细胞似乎彼此互相接触,而不是镶嵌排列

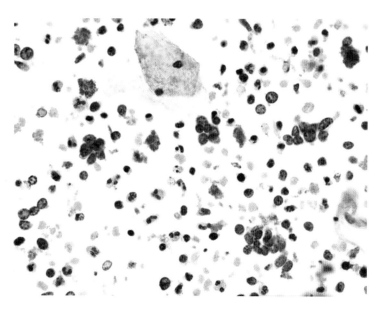

图 8.39a　小细胞癌(液基制片,高倍)。高倍镜下,肿瘤细胞神经内分泌样(椒盐样)染色质更加明显。细胞松散、核镶嵌排列不明显,与相邻的中性粒细胞比较大小。无淋巴细胞常见的环形胞质

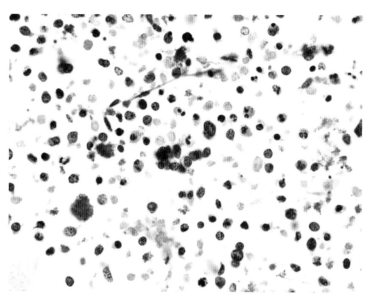

图 8.39b　小细胞癌(液基制片,高倍)。视野中蓝色团块代表坏死的肿瘤细胞,松散相连。它们尚未完全退变成磷屑,但看起来比单个完整的肿瘤细胞小得多。尽管肿瘤细胞较小,仍可看到轻度的多形性

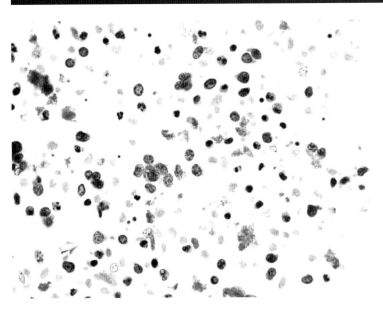

图 8.39c 小细胞癌(液基制片,高倍)。该视野可清晰观察到肿瘤细胞的椒盐样染色质,无正常的鳞状上皮成分存在提示病变细胞非常丰富

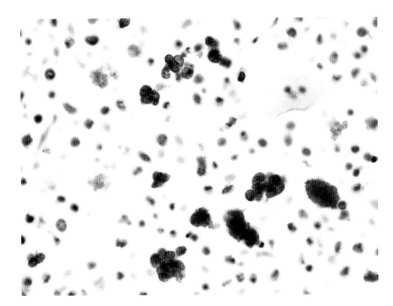

图 8.39d 小细胞癌(液基制片,高倍)。与常规涂片表现相似,该视野的肿瘤细胞更深染,细胞间也表现出某种程度的重叠和镶嵌排列

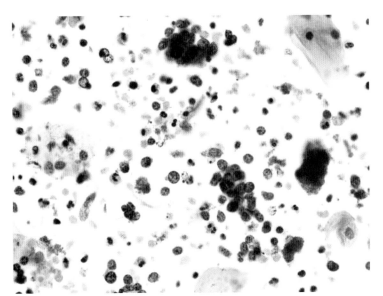

图 8.40a 小细胞癌(液基制片,高倍)。虽然图中某些细胞镶嵌排列明显,但细胞似乎显示为拥挤重叠,而不像镶嵌在一起。与相邻的中性粒细胞相比,除了核增大和轻度的核多形性,某些单个细胞甚至出现了轻度的核膜不规则,可与淋巴细胞鉴别

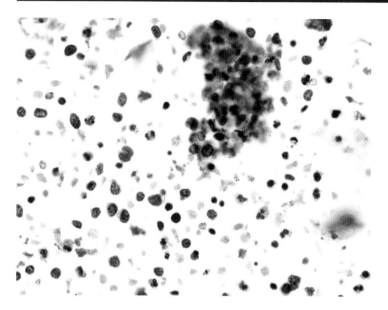

图 8.40b　小细胞癌（液基制片，高倍）。视野中上角的大片段细胞表现出更典型的棋盘状排列方式，其中肿瘤细胞与坏死细胞交替存在。在液基制片中，这些互相黏附的细胞团通常不可见，也不如 HE 切片中易识别

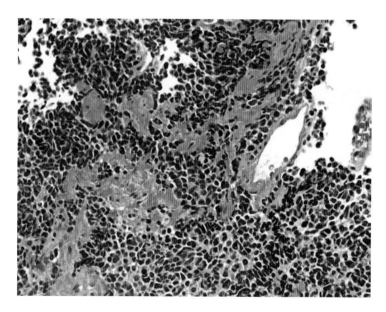

图 8.41a　小细胞癌（活检，H-E 染色，高倍）。组织学切片中，宫颈小细胞癌细胞丰富，极少或无细胞质，核镶嵌排列。该视野中，核分裂活跃、挤压假象和坏死并不明显。宫颈小细胞癌极其罕见，不到所有宫颈癌的 1%。宫颈小细胞癌侵袭性强，需要手术治疗，辅以化疗和（或）放疗

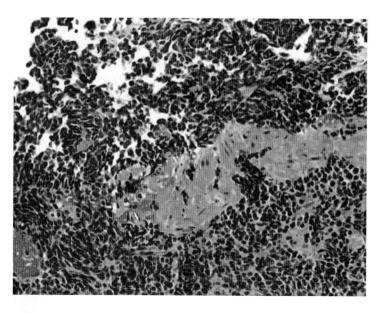

图 8.41b　小细胞癌（活检，H-E 染色，高倍）。该视野中，小细胞癌挤压假象和核镶嵌排列比前图更为明显。由于宫颈小细胞癌罕见，其病因尚不完全清楚，但与 HPV 相关（通常是 HPV 18 型）

（王建军　译）

第9章

非典型腺细胞

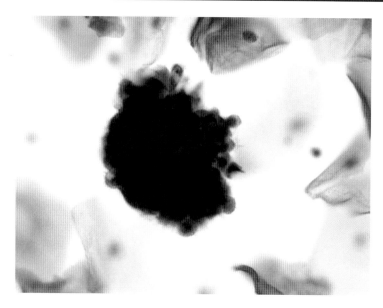

图 9.1 AGC(液基制片,高倍)。一团非常密集的小细胞,难以看清。将其右上边缘的细胞与邻近的粉染鳞状细胞相比,两者核大小相近,故将其判读为子宫内膜细胞。因其缺乏形态学非典型,必须了解临床病史(包括年龄和末次月经)以判断其为生理性还是异常。随访为子宫内膜非典型增生

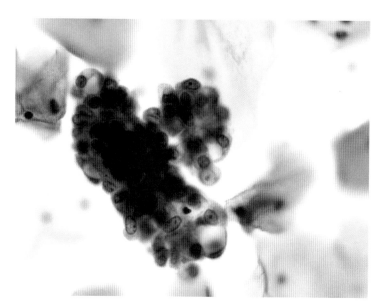

图 9.2 AGC(液基制片,高倍)。与上图相比,这两团细胞明显不同,其细胞细节更清晰,细胞和细胞核更大,细胞团周边有胞质内空泡。大团中央有致密细胞,为子宫内膜间质。同上,必须了解临床病史才能判断其意义。若为生理性月经周期,则是正常细胞。若为围绝经期或绝经期,则是异常细胞,通常见于子宫内膜增生性病变,活检正是如此

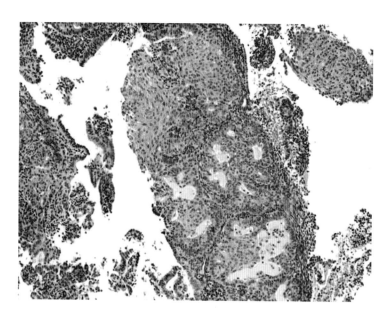

图 9.3a 子宫内膜复杂性非典型增生(活检,H-E染色,中倍)。腺体拥挤,腺和间质比增加。腺体内充鳞状桑葚样化生,腺腔多位于边缘。注意未见促纤维性间质、腺体融合或乳头状结构,故不足以诊断 FIGO 1 级子宫内膜样癌

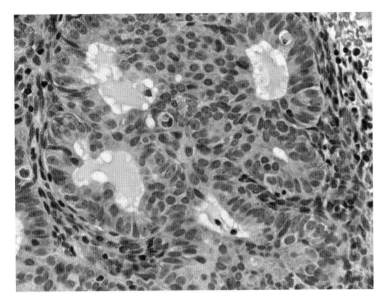

图 9.3b　子宫内膜复杂性非典型增生(活检,H-E 染色,高倍)。本例未见核极性消失(非典型增生常见),但非典型腺细胞核增大、圆形(并非高柱状)、染色质稍淡染、核仁明显、胞质淡染。注意非典型腺细胞夹杂正常腺细胞。总体上,非典型增生在不同病理医师之间的诊断一致性较差,因此建议将病例与同事讨论以达成诊断共识

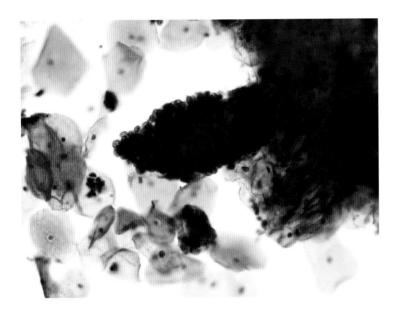

图 9.4　AGC(液基制片,中倍)。一个大的组织片段,细胞密度与图 9.1 相似。需要在高倍镜下检查,辨认细胞来源,其可能来自子宫内膜、宫颈管或 HSIL。随访为 HSIL 累及腺体

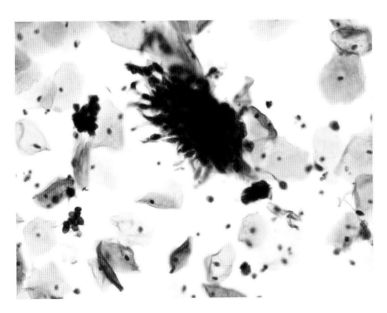

图 9.5　AGC(液基制片,中倍)。组织片段的边缘不光滑,似拖布,并有不规则、细长的突起细胞。需要在高倍镜下辨认细胞。尽管组织学随访诊断为 HSIL 累及腺体,细胞学上其形态特点可能提示宫颈管 AIS

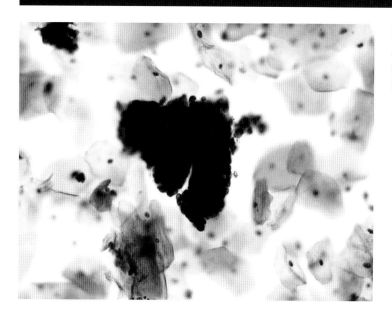

图 9.6　AGC（液基制片，中倍）。这个大的细胞片段容易被当成宫颈管腺上皮来源，因为其边缘光滑。必须在高倍镜下观察才能明确细胞来源。随访为 HSIL 累及腺体

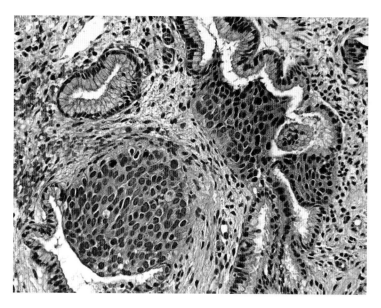

图 9.7　HSIL 广泛累及腺体（活检，H-E 染色，高倍）。HSIL 出现在宫颈管腺体内。注意病变局限于腺腔，无间质浸润。可能需要鉴别不成熟鳞状化生，但本例组织学特征符合 HSIL（尤其是缺乏成熟、核增大、高核 / 质比、核分裂象）。必要时做 p16 染色以证实诊断

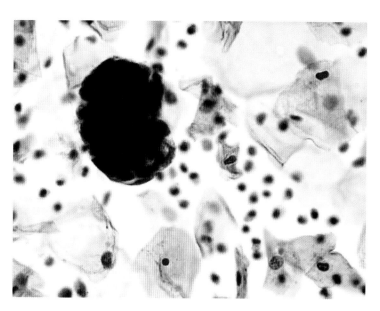

图 9.8　AGC（液基制片，高倍）。上皮细胞形成三维细胞球，中间太厚，只能沿着边缘观察。胞质内空泡表明其为腺细胞，但其来源部位不明。病史、物理检查及影像学检查都很重要，而不是直接称为"发现恶性细胞"。随访为恶性苗勒混合瘤（MMMT）

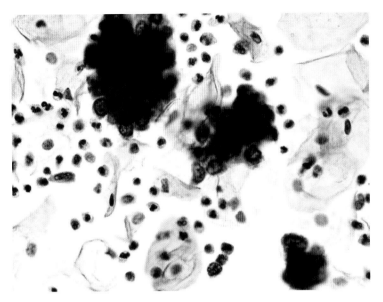

图 9.9　AGC(液基制片,高倍)。与上图为同一患者,细胞团容易观察,但其来源部位仍然不明。可能来自子宫内膜或卵巢。如果没有临床病史,诊断为"AGC,倾向肿瘤"就够了。随访为 MMMT

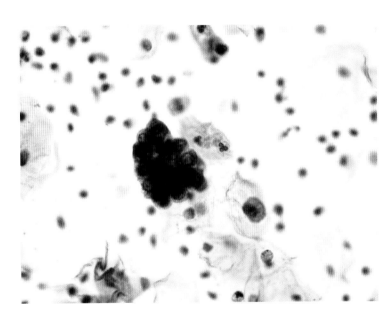

图 9.10　AGC(液基制片,高倍)。高度非典型细胞团,核/质比增加、深染、核形不规则、三维排列。这团细胞似乎形成腺体,周边细胞呈鞋钉样,提示子宫内膜起源。随访为 MMMT

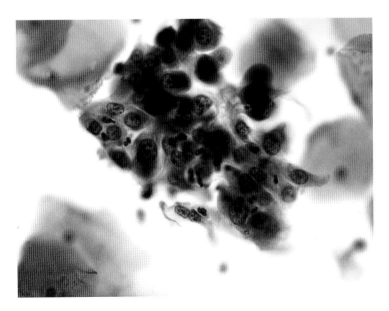

图 9.11　AGC(液基制片,高倍)。松散的腺细胞,核增大、明显核仁、胞质不透明、胞质边界清楚。散在中性粒细胞浸润。细胞大小符合宫颈管来源,反应性改变符合息肉

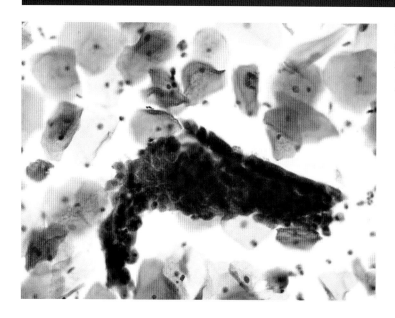

图 9.12　AGC（液基制片，中倍）。这个大的腺细胞团排列较好，如图中上方细胞构成的腔缘平滑。核小而一致，胞质较少。随访为宫颈管息肉

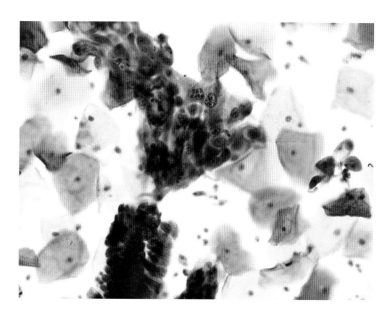

图 9.13　AGC（液基制片，中倍）。图上方腺细胞团的特征与图 9.11 相似。图下方为较小的宫颈管腺细胞，其右侧边缘可见整齐的黏膜面。下方可能是正常宫颈管组织，上方炎性组织是刺激性息肉的表面

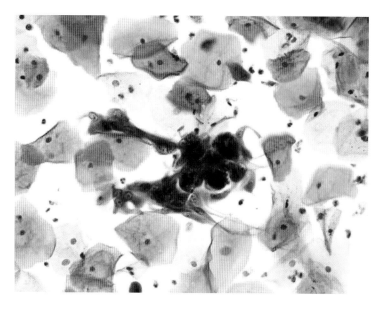

图 9.14　AGC（液基制片，中倍）。息肉表面的上皮细胞受炎性刺激可有非典型，出现非典型修复的特征，其改变可能类似腺上皮肿瘤，但其核染色质细腻、细长的胞质拖尾表明良性。随访为宫颈管息肉

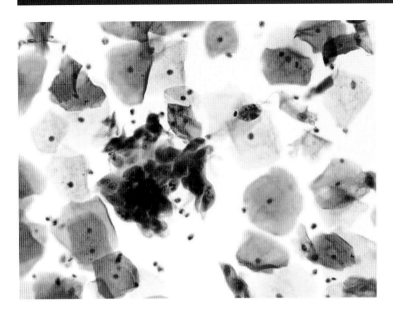

图 9.15　AGC（液基制片，中倍）。这片细胞具有不透明胞质和清楚的细胞边界，为化生细胞。显著的核仁和胞质内中性粒细胞表明反应性改变。随访为宫颈管息肉

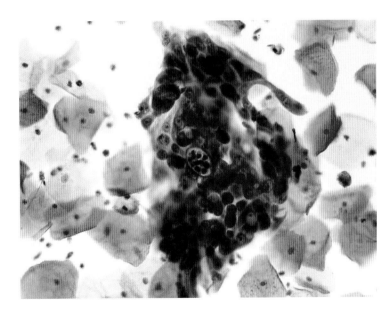

图 9.16　AGC（液基制片，中倍）。这团细胞令人担心，但不应判读为肿瘤细胞。仔细观察，核膜薄、核染色质细腻都是明确的良性特征。含有中性粒细胞的胞质空泡可能会误导诊断者考虑子宫内膜癌，但不透明胞质符合鳞状细胞起源。这张图考虑非典型修复，是宫颈管息肉表面的典型表现

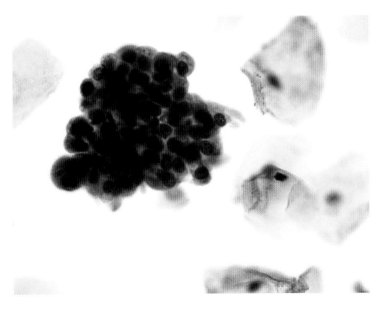

图 9.17　AGC（液基制片，高倍）。没有受到阴道刺激的息肉上皮保持正常宫颈管上皮细胞形态学，即矮柱状或立方状，胞质稍显不透明，提示化生转化。核圆形、大小一致

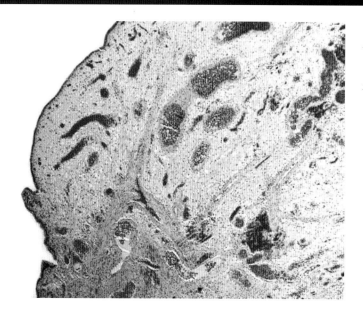

图 9.18a　宫颈管息肉（息肉切除术，H-E 染色，低倍）。病变呈息肉样突起，表面覆盖黏液上皮。间质丰富，间质细胞稀疏，主要为纤维母细胞，并有较多厚壁血管

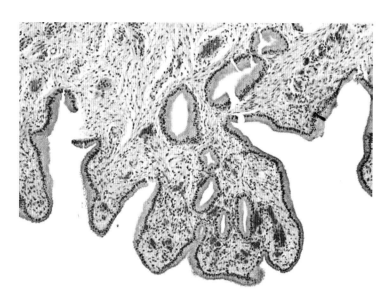

图 9.18b　宫颈管息肉（息肉切除术，H-E 染色，高倍）。腺上皮单层排列、由黏液柱状上皮细胞构成。细胞核小、圆形、大小一致、位于基底部。未见非典型、核分裂活跃及凋亡小体。腺上皮和间质特征与正常宫颈管黏膜相同

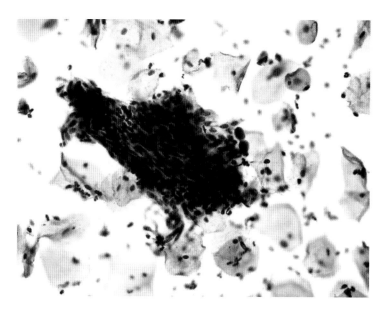

图 9.19　AGC（液基制片，中倍）。腺型组织形成的厚片段可能是良性 HCG 或宫颈管病变。需高倍仔细观察单个细胞。随访为 AIS

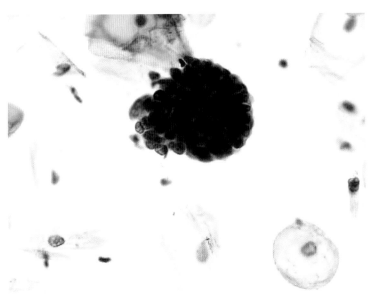

图 9.20　AGC(液基制片,高倍)。HCG 周边细胞达到肿瘤诊断标准,即高核 / 质比和颗粒状染色质。微小的染色中心不是核仁,不要误认为反应性宫颈管细胞。随访为 AIS

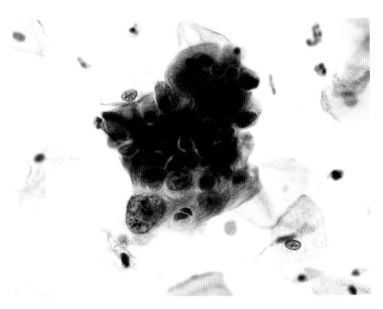

图 9.21　AGC(液基制片,高倍)。这个组织片段的主要特征是核大小不一,很可能是腺细胞病变而非鳞状细胞病变。病变的另一侧为良性柱状上皮细胞,有清楚的终板、似乎有纤毛。AIS 和 HSIL 常常合并存在,均为 HPV 感染所致。随访为 AIS

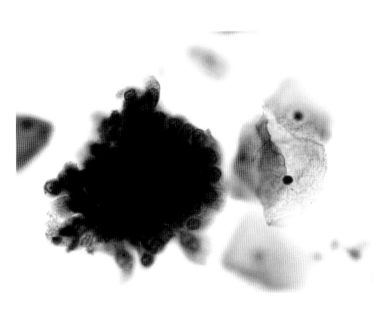

图 9.22　AGC(液基制片,高倍)。如果不仔细观察周边细胞,这个 HCG 易误诊为肿瘤。胞质丰富,细胞团右侧周边核位于基底部,说明生长方式正常。随访为宫颈微腺体增生

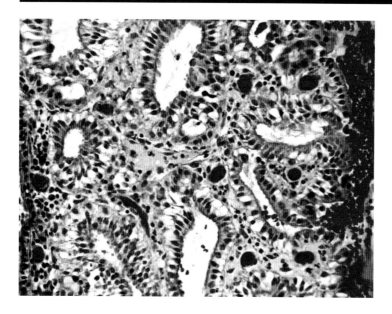

图 9.23　宫颈管微腺体增生（ECC,H-E 染色,高倍）。腺体较小,圆形,拥挤,衬覆单层黏液柱状上皮细胞。核小而圆,形态一致,无非典型,无核分裂象。注意有显著的核下方空泡。水肿的间质内混有急、慢性炎症。这些都是微腺体增生的典型特征。但请记得有一些子宫内膜癌具有类似宫颈微腺体增生样形态

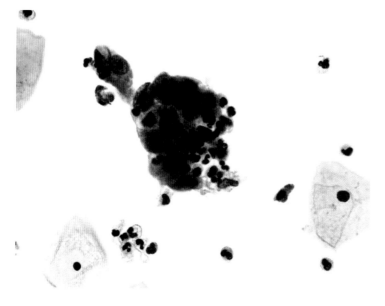

图 9.24　AGC（液基制片,高倍）。这团细胞核增大、核染色质粗糙深染、核仁明显。胞质泡沫样,核偏位,提示腺细胞来源。中性粒细胞浸润提示子宫内膜来源,因此主要担心子宫内膜恶性病变。本例来自妊娠妇女,其明显的非典型改变其实是妊娠相关改变,即 A-S 反应（现象）

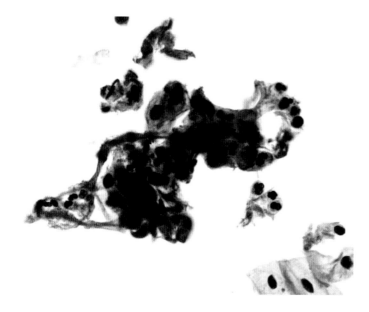

图 9.25　AGC（液基制片,中倍）。这是另一例 A-S 反应。如果病史不明,这些非典型改变常会误诊为 AGC 或 SIL。这种妊娠相关改变最初由秘鲁病理医师 Javier Arias-Stella 所描述,此前将其误认为子宫内膜癌的早期

图 9.26　AGC（液基制片，中倍）。如图，核增大是 A-S 反应的常见特征。尽管非典型性明显，但这团细胞内部排列规则。虽然 A-S 反应最初描述的是子宫内膜的变化，但同样可见于宫颈管

图 9.27　AGC（液基制片，中倍）。这些非典型细胞核深染、染色质增粗、核增大。但 A-S 反应通常没有核重叠。因为这个片段不如上一例完整，故其结构较紊乱

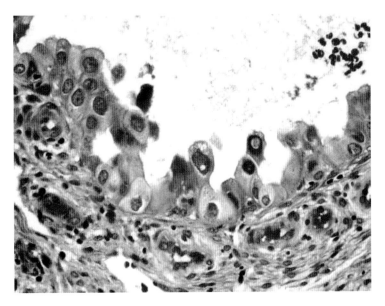

图 9.28　宫颈管 A-S 反应（息肉切除术，H-E 染色，高倍）。宫颈管腺细胞核增大、有核内包涵体、丰富的淡染或透明胞质、呈鞋钉样。其他病例可能会有染色质深染而显得"污秽"。鉴别诊断包括透明细胞癌。但结合上述形态特征、缺乏透明细胞癌其他特征（腺体融合、乳头状 / 囊性 / 实性排列、核分裂象增多、间质胶原化和 / 或间质浸润），有孕激素治疗史或年轻患者符合 A-S 反应

（郑金榆　译）

第10章

腺癌

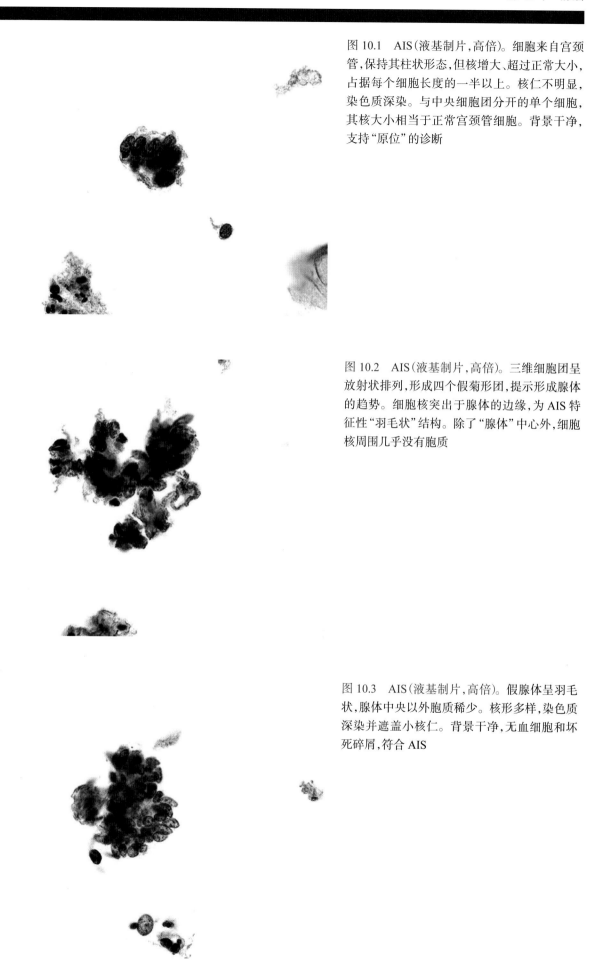

图 10.1　AIS（液基制片，高倍）。细胞来自宫颈管，保持其柱状形态，但核增大、超过正常大小，占据每个细胞长度的一半以上。核仁不明显，染色质深染。与中央细胞团分开的单个细胞，其核大小相当于正常宫颈管细胞。背景干净，支持"原位"的诊断

图 10.2　AIS（液基制片，高倍）。三维细胞团呈放射状排列，形成四个假菊形团，提示形成腺体的趋势。细胞核突出于腺体的边缘，为 AIS 特征性"羽毛状"结构。除了"腺体"中心外，细胞核周围几乎没有胞质

图 10.3　AIS（液基制片，高倍）。假腺体呈羽毛状，腺体中央以外胞质稀少。核形多样，染色质深染并遮盖小核仁。背景干净，无血细胞和坏死碎屑，符合 AIS

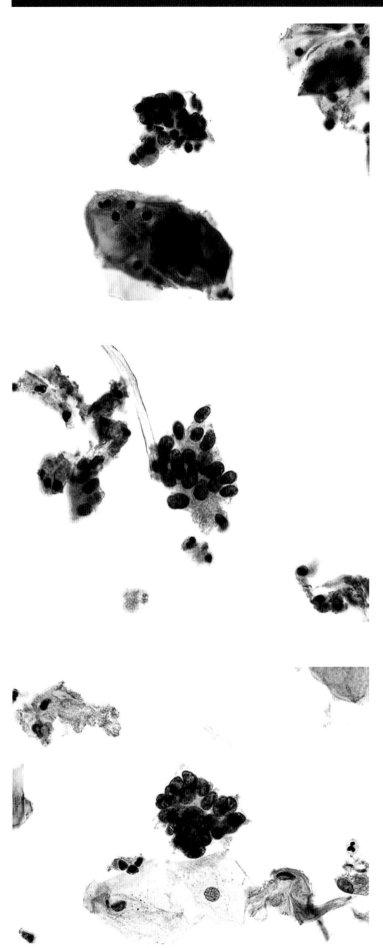

图 10.4　正常宫颈管细胞（液基制片，高倍）。与图 10.1～图 10.3 的腺细胞相比，这些腺细胞核更小，呈圆形，核大小近似中层鳞状细胞，胞质占细胞长度的 2/3

图 10.5　AIS 伴有正常宫颈管上皮（液基制片，高倍）。图最左侧为正常宫颈管细胞，核小，胞质丰富。图中央腺细胞团的核拉长、深染，常突出细胞团边缘之外（羽毛状）。AIS 细胞核大小相当于正常核的 3～5 倍。AIS 细胞团中胞质边界不清，而正常细胞团中胞质边界清晰

图 10.6　AIS（液基制片，高倍）。宫颈管 AIS 典型的细胞团，形成假腺体，胞质拖尾和核突出，形成 AIS 典型的羽毛征。与 AIS 细胞团下方的中层鳞状细胞核相比，AIS 染色质的质地和密度不同，核密集，核形不规则，均为 AIS 特征

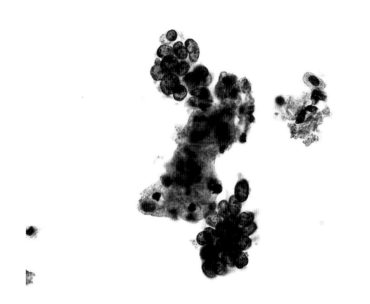

图 10.7　AIS（液基制片，高倍）。这两团 AIS 细胞表现为 HCG。HCG 并非总是肿瘤性的，但值得仔细观察，因为它们一旦来自肿瘤，就不该忽视。与图 10.8 相比较

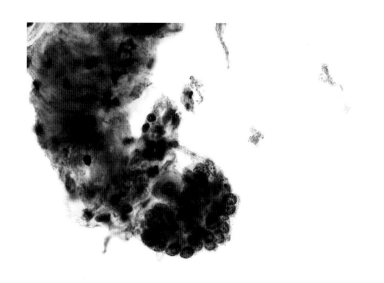

图 10.8　正常宫颈管细胞（液基制片，高倍）。在扫描倍数，这个 HCG 可能类似图 10.7。但核大小、核 / 质比和细胞团结构明显不一。一份样本中每个 HCG 都要用高倍镜仔细观察，不要因为样本中其他 HCG 显示良性而简单地推测它们都是良性的。这是 AIS 诉讼案例中最常见的陷阱

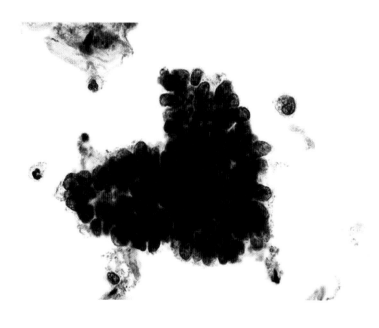

图 10.9　AIS（液基制片，高倍）。一个大的 HCG，羽毛状边缘（"鸟尾"外观），几乎无胞质。细胞团中央的核很难辨认，但其边缘可评估染色质的密度和质地以及核形的变化

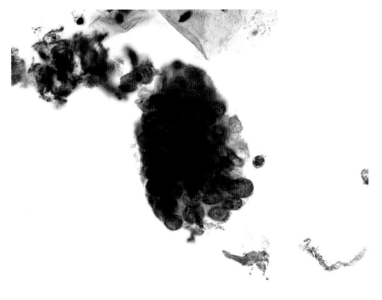

图 10.10　AIS(液基制片,高倍)。一大团上皮,左侧边缘光滑,可判读为 HSIL 累及腺体所致。核大小、形状不一,染色质均质、深染,核仁未见或不明显。不管判读为 AIS 还是 HSIL,根据目前指南都要立即随访活检。许多 AIS 同时患有 HSIL,因为两者都由 HPV 引起

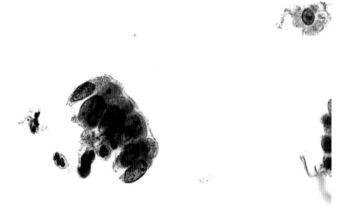

图 10.11　AGC(液基制片,高倍)。平铺的宫颈管细胞条索,核增大,核 / 质比达到 AIS 细胞的程度。然而核形状非常平滑,大小一致。细胞质边缘锐利,有纤毛与胞质相连。本例很可能是子宫下段的正常细胞,需仔细寻找整张涂片以确定是否存在更严重异型性。随访为 AIS

图 10.12　AGC(液基制片,高倍)。这个致密细胞簇几乎全是裸核,可能来自宫颈管的正常细胞死亡,或来自子宫内膜。图两侧的副基底细胞提示绝经期患者。必须结合临床病史才能确立这些细胞的起源部位和意义。随访为 AIS

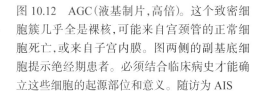

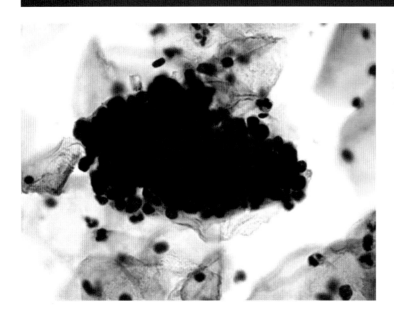

图 10.13　AGC（液基制片，高倍）。几乎无胞质的很小细胞组成的 HCG 总是判读困难。只看此图无法确定其起源部位。需结合临床并仔细检查整张涂片通常可以解决问题。随访为宫颈 SCC，且取样时非月经期

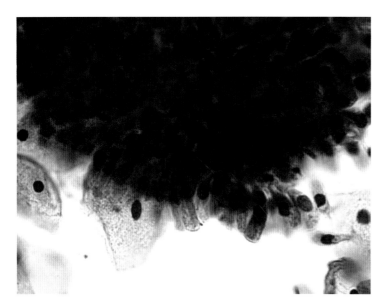

图 10.14　AGC（液基制片，高倍）。上图同一患者的另一个 HCG。细胞团边缘非常整齐，符合正常宫颈管细胞。然而仔细检查 HCG 深部区域发现排列杂乱、高核 / 质比的非典型细胞。最初考虑神经内分泌肿瘤，但子宫切除标本免疫组化不表达神经内分泌标记而鳞状标记阳性并证实 HPV 感染，最后诊断为 SCC

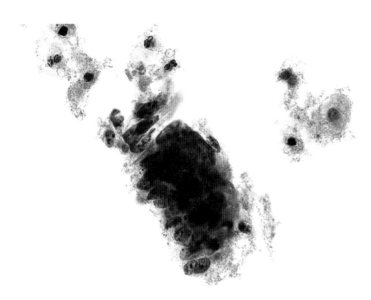

图 10.15　疑有浸润的 AIS（液基制片，高倍）。液基制片中浸润的典型特征是"黏附性肿瘤素质"。这团细胞的核拉长，左侧边缘形成羽毛征。然而，由于溶解的血液细胞黏附于细胞团，应当怀疑浸润

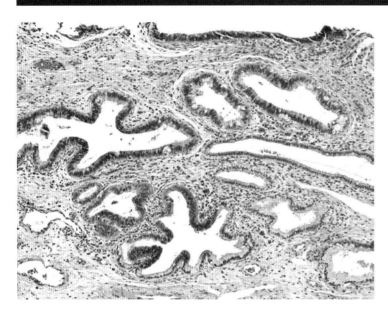

图 10.16a　AIS（LEEP，H-E 染色，中倍）。腺样结构存在，但腺细胞被肿瘤细胞所取代，此倍数下肿瘤细胞深染。注意这种病变上皮与正常上皮之间的骤然过渡

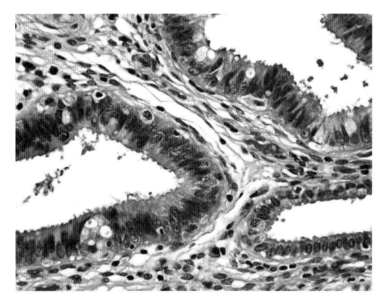

图 10.16b　AIS（LEEP，H-E 染色，高倍）。柱状肿瘤细胞，核深染、卵圆形或柱状。胞质无黏液，导致核 / 质比增大，因而在低倍镜下为深染腺体，图右下角为正常腺体

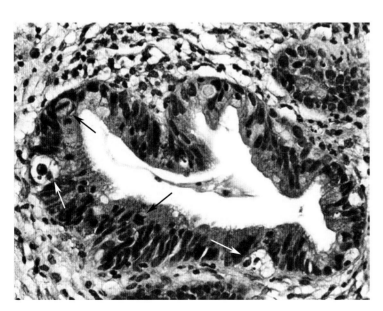

图 10.16c　AIS（LEEP，H-E 染色，高倍）。此例的腺体特征类似图 10.16b，注意核分裂象（黑箭头），基底部凋亡小体（白箭头），这些特征常见于宫颈管 AIS

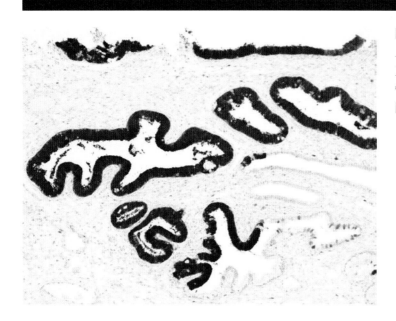

图 10.16d　AIS（LEEP，p16 染色，中倍）。肿瘤上皮弥漫表达 p16，符合高危型 HPV。相邻的正常腺体不着色或局灶着色可用于对比。宫颈管 AIS 在病因学上与高危型 HPV 感染有关。图 10.16a 为对应的 H-E 染色

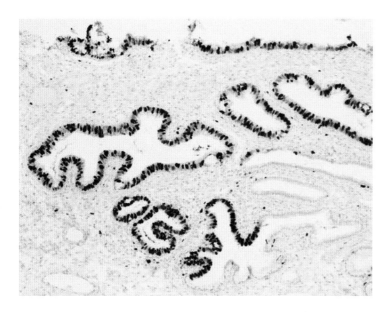

图 10.16e　AIS（LEEP，Ki67 染色，中倍）。肿瘤上皮呈高增殖指数。相邻的正常腺体呈低增殖指数可用于对比。雌激素受体（ER）/孕激素受体（PR）染色通常阴性。图 10.16a 为对应的 H-E 染色

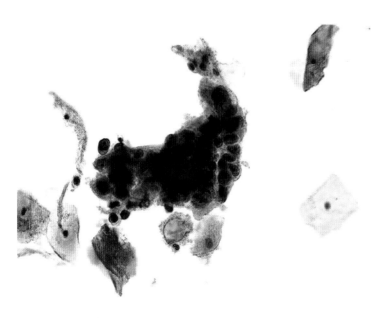

图 10.17　宫颈管腺癌（液基制片，中倍）。与图 10.15 细胞核相比，这个恶性组织片段的细胞核几乎都是圆形，有单个明显核仁，位于中央；染色质呈欺骗性均匀淡染。细胞团模糊的轮廓提示黏附性肿瘤素质

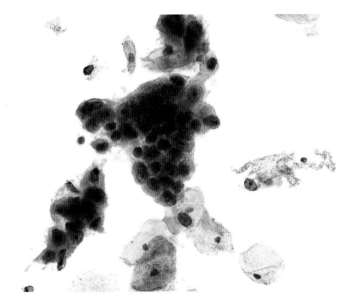

图 10.18　宫颈管腺癌(液基制片,中倍)。这团细胞初看可能误认为反应性宫颈管腺细胞,但核 / 质比不一和核重叠提示结构紊乱。左上角有一个良性宫颈管腺细胞,可用于比较核大小和核 / 质比

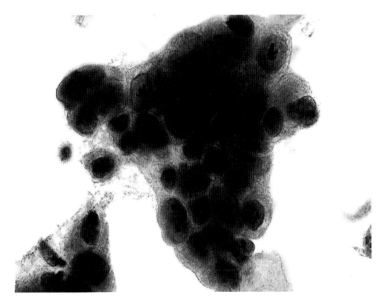

图 10.19　宫颈管腺癌(液基制片,高倍)。为上图高倍,证实细胞极性消失,核 / 质比不一,可见异常核分裂象。黏附性肿瘤素质支持浸润性腺癌

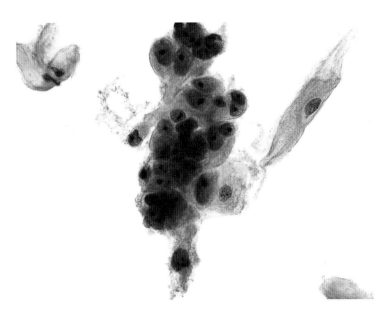

图 10.20　宫颈管腺癌,高级别(液基制片,高倍)。腺细胞形成真正的组织片段,细胞增大,高核 / 质比,核染色质均一,核仁显著,核形状及大小不一。这个片段两侧各有一个较小的腺细胞,很可能也来自宫颈管,附近的中间细胞核作为可信的参照。注意肿瘤片段的黏附性肿瘤素质

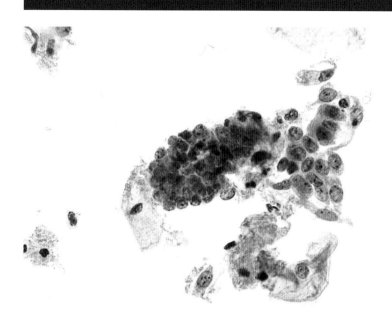

图 10.21　低级别宫颈管腺癌(液基制片,中倍)。中央的组织片段值得注意,核拥挤,边界不清。其核大小类似肿瘤片段右侧邻近的良性宫颈管腺细胞。良恶性细胞之间的染色质密度和质地不同,核/质比也不同,黏附性肿瘤素质使恶性指征更完全

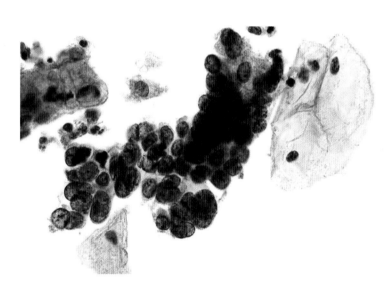

图 10.22　低级别宫颈管腺癌还是 AIS(液基制片,高倍)。肿瘤细胞有 AIS 的所有特点,尤其图中央可辨认腺体结构。图左半部分,肿瘤细胞大小差异很大,核重叠常见,结构紊乱。两个细胞群的染色质相似,核仁不明显或无核仁。注意图片左上角的正常宫颈管腺细胞

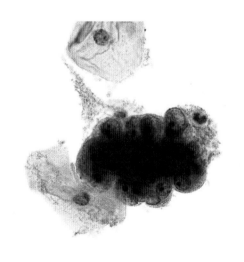

图 10.23　高级别宫颈管腺癌(液基制片,高倍)。腺细胞增大,高核/质比,核圆形,核仁十分明显,细胞边界锐利,胞质不透明。与低级别腺癌不同,这些是高级别腺癌的典型特征

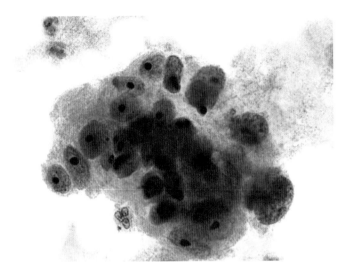

图 10.24　高级别宫颈管腺癌（液基制片，高倍）。与上图腺癌细胞团不同，这些细胞无法辨认胞质边界。胞质呈较明显的颗粒状而非不透明，也许提示细胞即将死亡。核很大（与细胞团下缘的中性粒细胞相比），大小和形状不一，核仁大而圆，单个，居中。背景中可见蛋白性碎屑

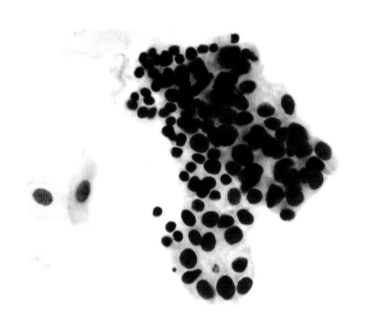

图 10.25　腺癌之前发现的 AIS（液基制片，高倍）。这个组织片段的细胞核比左侧两个中层细胞更深染，结构上呈腺体形成趋势，但腺体大小不一。患者 18 个月后发展为宫颈管腺癌

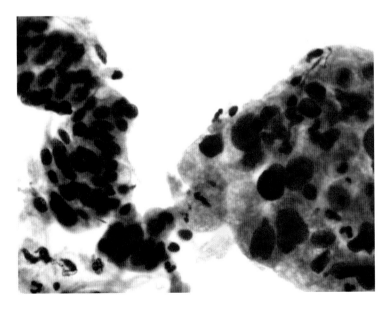

图 10.26　腺癌（液基制片，高倍）。左侧的上皮条索显示 AIS 的所有特征，即核拉长、高核 / 质比、羽毛状和腺体形成。右侧的组织片段呈多形性、排列紊乱、含有核仁的大圆核、核 / 质比不一，符合腺癌。两种病变可同时存在，正如此例。注意背景干净，如果有浸润则提示早期浸润

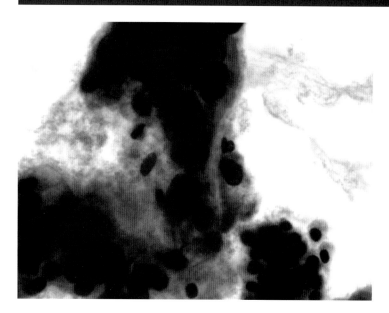

图 10.27　腺癌(液基制片,高倍)。背景为溶解的红细胞和纤维素(黏附性肿瘤素质),一大块腺癌片段,右下角为正常宫颈管腺细胞

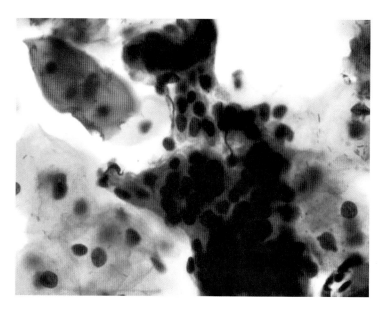

图 10.28　腺癌之前发现的 AIS(液基制片,高倍)。尽管细胞核温和,但核呈卵圆形,形成腺泡样排列是异常的。患者 3 年后发展为浸润性腺癌

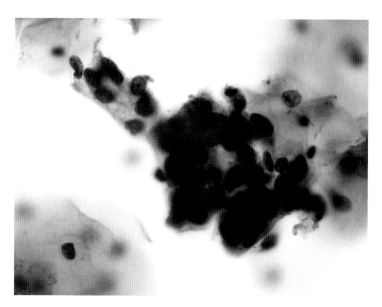

图 10.29　腺癌之前发现的 AIS(液基制片,高倍)。这些腺细胞结构明显紊乱,在液基制片中细胞分层排列,观察更加困难。虽不像上图那样形成明显的腺体,但仍显示腺体形成。与上图为同一标本

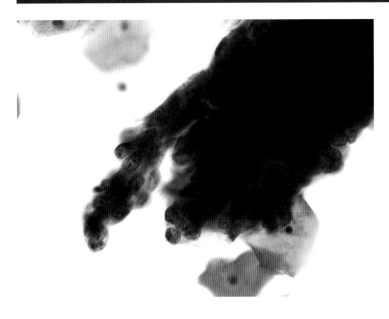

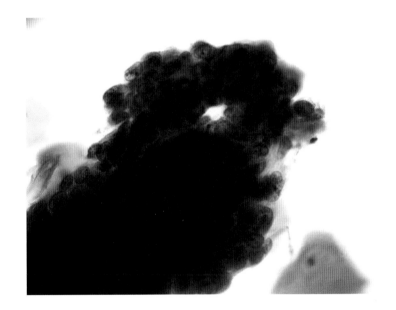

图 10.30 和图 10.31　腺癌(液基制片,高倍)。两张图是同一片段的两端。如此拥挤的非常大的组织片段一般是肿瘤,除非有其他证据能排除肿瘤。二维图像难以判读,但片段边缘的细胞显示核增大、高核/质比、核拥挤、结构紊乱。观察整个样本往往能发现更容易辨认诊断特征的细胞团或单个细胞

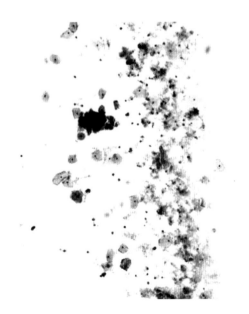

图 10.32　腺癌(液基制片,低倍)。血性液基标本的边缘晕——虽然月经期出血也可以形成这种形态,但仔细观察会发现坏死性肿瘤。将这模式与 SCC(第 8 章)模式进行比较。不同的细胞类型会形成不同的特征,但这种模式是"癌,除非证实它不是"

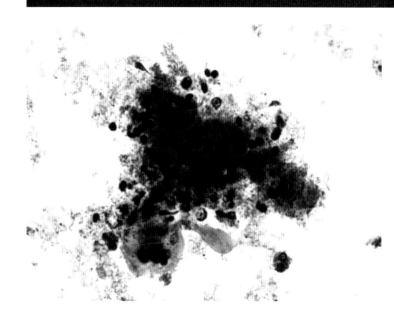

图 10.33　腺癌(液基制片,高倍)。浸润性肿瘤表面常为坏死碎屑和炎症细胞。偶见完整的上皮细胞,如图下方的这个细胞。该肿瘤兼有腺样和鳞状特征,后者仅在病变成熟和浸润时才比较明显。不透明的胞质拖尾提示这个大细胞很可能来自肿瘤的鳞状成分

图 10.34　腺癌(液基制片,中倍)。浸润性肿瘤的坏死性表面未显示细胞的来源,仔细观察样本的其他区域,通常会发现来自肿瘤的完整细胞。这种模式(溶血和坏死碎屑)提示浸润性病变

图 10.35　腺癌(液基制片,高倍)。不难识别这些细胞为恶性,但是判断其起源部位需结合临床表现、影像学和后续获取组织后免疫组化检测。细胞学医师的任务只是指导下一步处理

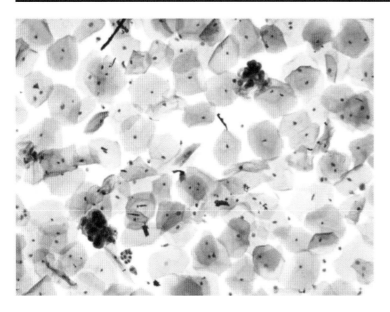

图 10.36　腺癌（液基制片，低倍）。背景干净，但这两个腺细胞团明显异常。根据之前的细胞学"规则"可能会归入转移性病变。但其最终诊断为子宫的子宫内膜样癌

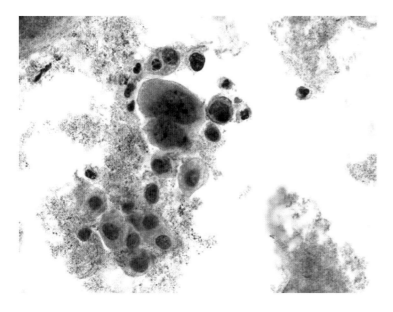

图 10.37a　腺癌（液基制片，高倍）。肿瘤素质中可见正常的化生细胞和明显增大的恶性细胞。不透明胞质可能提示来自鳞状细胞，但核染色质非常淡染符合腺癌。宜判读为"低分化腺癌"，不用提示其来源

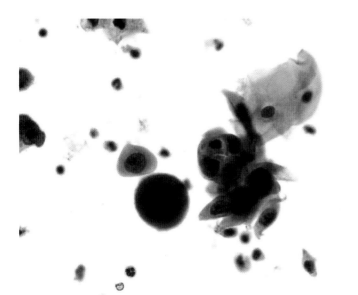

图 10.37b　腺癌（液基制片，高倍）。这些非典型细胞显示鳞状分化的部分特征。细胞质稠厚，部分细胞连接之间可见小间隙，形成鳞化所见的铺瓦样结构。少数细胞核深染固缩，是 SCC 的特征之一。边缘存在较明显的柱状细胞表现，提示可能来自腺性病变。HSIL 累及腺体会在腺样区出现鳞状上皮异型增生，但此处显示的染色质粗糙和核多形性不符合 HSIL

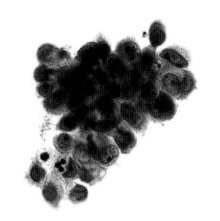

图 10.38　腺癌(液基制片,中倍)。与图 10.37a 和 b 相比,这团细胞明显是腺细胞,包括少数胞质空泡、染色质淡染和清晰的核仁。这例可分类为"高分化腺癌"

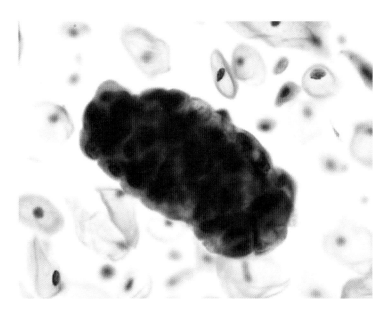

图 10.39　腺癌(液基制片,高倍)。自然脱落的真正的组织片段,具有光滑轮廓和三维结构。单个细胞可能显得相对正常,但其结构不正常,提示低级别腺癌。干净的背景具有欺骗性,但低级别病变背景可以比较干净

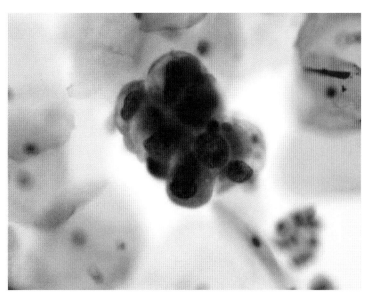

图 10.40　腺癌(液基制片,高倍)。与上图相似,也是真正的组织片段,但单个细胞的非典型性更明显。尽管细胞核很大,核仁显著,但组织学诊断为子宫的子宫内膜样癌,FIGO 1 级

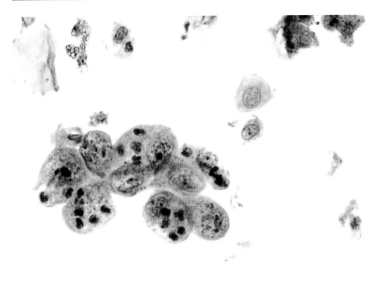

图 10.41　腺癌(液基制片,高倍)。子宫内膜腺癌的空泡中出现特征性中性粒细胞,强烈提示其恶性细胞的来源。但无此现象也不否定子宫内膜来源

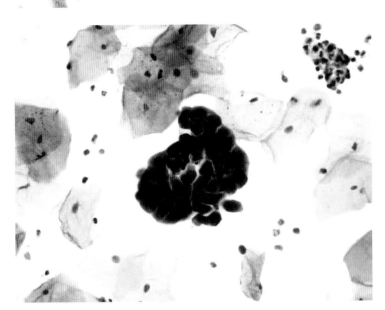

图 10.42　腺癌(液基制片,中倍)。宫颈细胞学的腺细胞团必须与同一张涂片上正常宫颈管腺细胞进行对比。这些细胞确认为癌,但背景干净,提示来自子宫外转移。然而本例其实是无肌层浸润的低级别子宫内膜癌,因此"背景干净"。与传统涂片相比,液基制片更易出现干净的背景

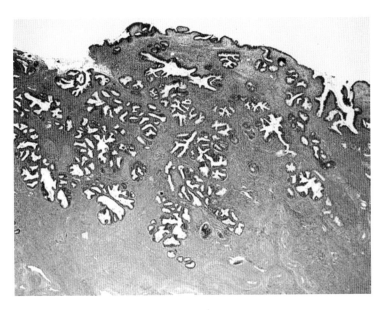

图 10.43a　宫颈管浸润性高分化腺癌,普通型(子宫切除标本,H-E 染色,低倍)。图示 AIS 样浸润模式,因其结构特征类似 AIS。难以区分 AIS 与早期间质浸润,因为尚无统一标准,妇科病理医师之间的重复性差异大。此外,浸润性宫颈管腺癌通常没有间质改变。综合病变深度、增生程度、腺体拥挤度、腺体轻度杂乱的排列、灶性腺体邻近厚壁血管(左中部分最明显)等特征,该例诊断为浸润性腺癌。这种方式的浸润背景中常混有 AIS,但该例中很难见到。然而,图片右上角被肿瘤细胞所取代的黏膜表面上皮可能为 AIS

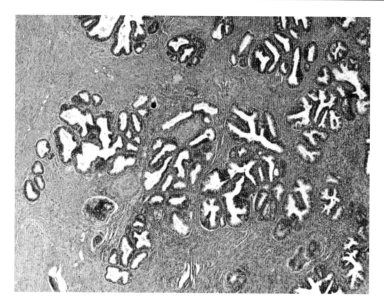

图 10.43b　宫颈管浸润性高分化腺癌,普通型(子宫切除标本,H-E 染色,中倍)。图中央腺体邻近并环绕厚壁血管,这一发现有助于鉴别 AIS 与浸润性腺癌

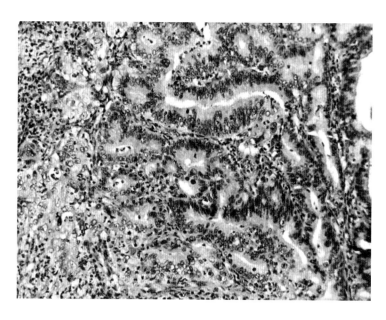

图 10.43c　宫颈管浸润性高分化腺癌,普通型(子宫切除标本,H-E 染色,高倍)。细胞学特征基本和 AIS 相同,可见大量核分裂象。免疫组化常为 p16 弥漫表达和 ER/PR 失表达。上述形态学和免疫组化模式是普通型宫颈管腺癌(高危型 HPV 引起)的特征。大多数宫颈管腺癌与高危型 HPV 有关,很少与 HPV 无关,后者细胞学特征不同于普通型。宫颈管 AIS 是普通型宫颈管浸润性腺癌的前驱病变。宫颈管腺癌的分级系统尚未标准化,但此例因缺乏实性结构和核多形性而考虑为高分化

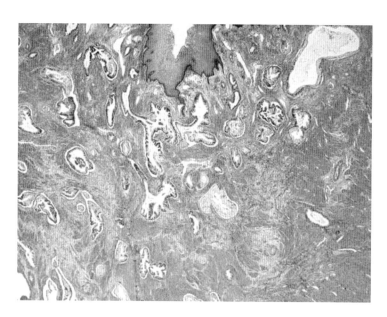

图 10.44a　微偏腺癌(恶性腺瘤,子宫切除标本,H-E 染色,低倍)。识别宫颈微偏腺癌比较困难,低倍镜下不易发现明显的浸润性生长方式,并且,其他宫颈管腺性假肿瘤性病变(如小叶性宫颈管腺体增生)在结构上与其重叠。但综合该例病变的深度、腺体大小及形状的差异(包括不规则的腺体轮廓)和杂乱的生长方式(结合细胞学特点),可判读为间质浸润。另外,其他病例在高倍镜下可观察到肿瘤性腺体周围的间质发生一定程度的改变。值得注意的是,微偏腺癌尚无正式认可的原位癌成分

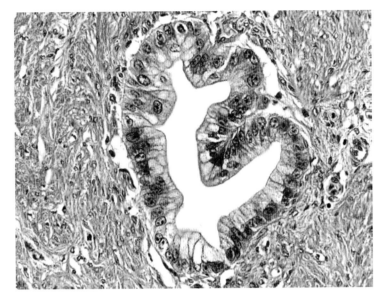

图 10.44b 微偏腺癌(恶性腺瘤,子宫切除标本, H-E 染色,高倍)。图示微偏腺癌的特征性细胞学,肿瘤性腺体衬覆柱状细胞,胞质含有丰富黏液,核稍增大、圆形,位于基底部,染色质淡染,核仁明显。尽管细胞无明显多形性,但与良性宫颈管增生性腺体温和的细胞核特征不同。其他与 HPV 无关的宫颈管腺癌,如所谓的胃型腺癌,其细胞学特征与微偏腺癌有重叠(在 2014 版世界卫生组织妇科肿瘤分类中,微偏腺癌归入胃型腺癌家族)。注意,微偏腺癌的细胞学特点与 HPV 相关的普通型宫颈管腺癌明显不同。绝大多数宫颈管腺癌与高危型 HPV 有关,而很少数(尤其是微偏腺癌)与 HPV 无关。因此,微偏腺癌无 p16 弥漫表达,Ki67 增殖指数轻度增高,ER/PR 表达缺失

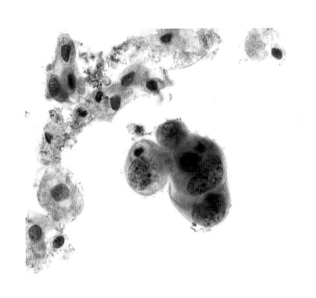

图 10.45a 子宫内膜的子宫内膜样癌(液基制片,高倍)。视野中央的细胞应引起注意,它们比旁边的细胞大,核是旁边细胞的 4 ～ 5 倍。染色质粗糙,反应性或异型增生通常没有这种令人担心的特征。核偏位提示腺性起源。恶性肿瘤细胞吞噬中性粒细胞,更提示来自子宫内膜。可见肿瘤素质,表现为颗粒状碎屑"黏附于"邻近细胞

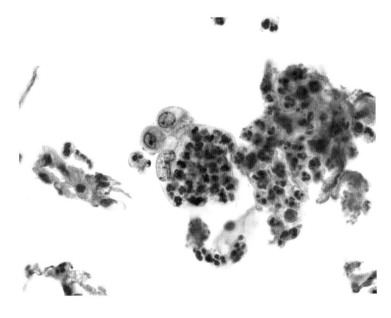

图 10.45b 子宫内膜的子宫内膜样癌(液基制片,高倍)。炎症细胞通常与反应性或感染性疾病相关,但本例子宫内膜细胞内出现相很多中性粒细胞(多形核白细胞),这些子宫内膜细胞称为"多形核白细胞袋",提示可能为子宫内膜腺癌。偶尔,反应性宫颈管腺细胞也会吞噬中性粒细胞,但本例核染色质粗糙,提示为恶性

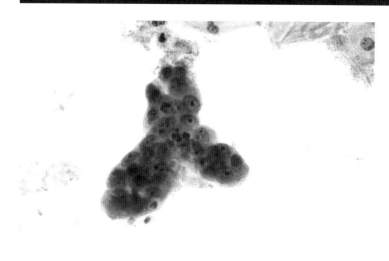

图 10.45c　子宫内膜的子宫内膜样癌(液基制片,中倍)。子宫内膜腺癌可出现明显核仁。本例细胞片段出现不规则分枝状形态,与良性子宫内膜紧密聚集的形成球状细胞簇不同。子宫内膜细胞内也可见到中性粒细胞

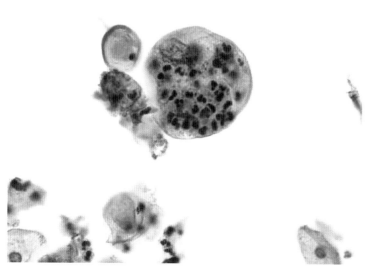

图 10.45d　子宫内膜的子宫内膜样癌(液基制片,高倍)。这是另一例"多形核白细胞袋",提示为子宫内膜腺癌。中性粒细胞使得细胞核难以辨认

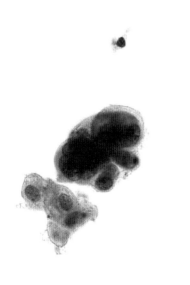
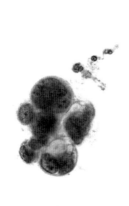

图 10.45e　子宫内膜的子宫内膜样癌(液基制片,中倍)。胞质空泡是子宫内膜癌的另一特征(右图)。但胞质空泡本身也可见于非恶性样本,如宫内节育器(IUD)。尽管细胞簇的核大小极其不一,染色质粗糙,但核边缘仍相对平滑,总体上核仍是圆形。细胞核"圆球化"常见于子宫内膜腺癌

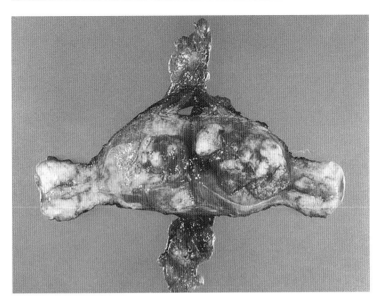

图 10.45f 子宫内膜的子宫内膜样癌，大体标本（子宫切除）。标本已对半切开，宫腔内充满一个息肉样肿块。肿瘤由不同的灰红色区域混合而成。外观显示异质性，肿瘤表面不规则。子宫内膜癌不同组织学类型的大体外观是非特异的。在大体检查时，以下都很重要：测量肿块大小，描述肌层的浸润深度，并且明确是否存在宫颈、子宫浆膜、卵巢或输卵管的浸润

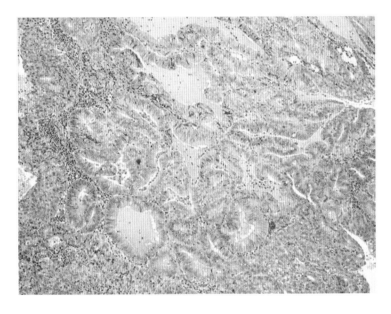

图 10.46a 子宫内膜的 FIGO 1 级子宫内膜样癌（活检，H-E 染色，中倍）。肿瘤显示腺管融合。其他病例会有乳头状或绒毛状结构。子宫内膜癌分级一般是基于实性生长范围和核异型性

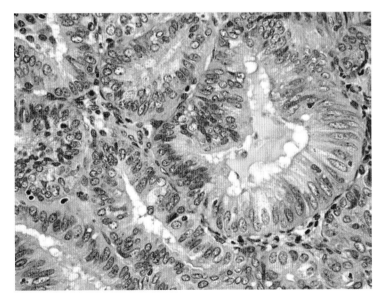

图 10.46b 子宫内膜的 FIGO 1 级子宫内膜样癌（活检，H-E 染色，高倍）。腺体类似增殖期子宫内膜，但有核异型性。细胞呈柱状，核卵圆形到柱状，有丰富的粉红色胞质。腔缘平滑，细胞核极性消失，核位于细胞的不同高度而不是位于基底。细胞核呈一定程度的淡染，而其他病例可能显示核深染或明显核仁。注意腺体之间几乎没有间质

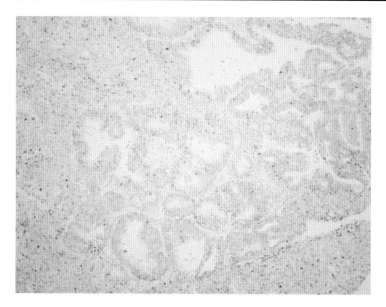

图 10.46c　子宫内膜的 FIGO 1 级子宫内膜样癌(活检,p53 染色,中倍)。仅有局灶性肿瘤细胞核显示 p53 着色,与野生型 TP53 基因相关。少数子宫内膜样癌有 TP53 基因突变(一种异常免疫组化表达模式),往往为高级别子宫内膜样癌

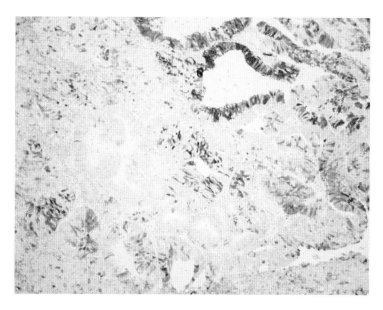

图 10.46d　子宫内膜的 FIGO 1 级子宫内膜样癌(活检,p16 染色,中倍)。可见 p16 斑片状表达。绝大多数子宫内膜癌的组织学类型是子宫内膜样癌。子宫内膜样癌通常 ER/PR 阳性,但高级别肿瘤可能失表达。p53 和 p16 有助于鉴别浆液性癌和子宫内膜样癌,因为大多数子宫内膜样癌没有异常的 p53 表达模式,p16 弥漫表达也很少见

图 10.47a　子宫内膜浆液性癌(液基制片,低倍)。宫颈细胞学不可能明确区分浆液性癌或子宫内膜样癌。浆液性癌的细胞量更丰富、更多坏死和非典型特征更明显,因而更易识别。低倍视野下这些细胞多形性明显,细胞极大(与背景中微小的中性粒细胞相比)。偶见裸核和砂粒体等特征

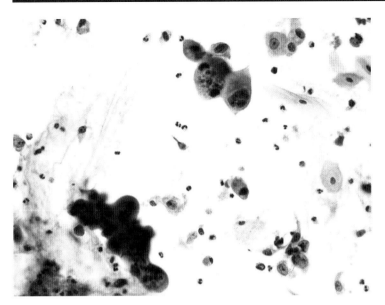

图 10.47b　子宫内膜浆液性癌(液基制片,中倍)。浆液性癌细胞也可见到摄入中性粒细胞的现象。此外,恶性细胞呈多形性且体积巨大(与背景中性粒细胞对比)。本例可见肿瘤性多核巨细胞(顶部中央),许多细胞陷入纤维素性碎屑网

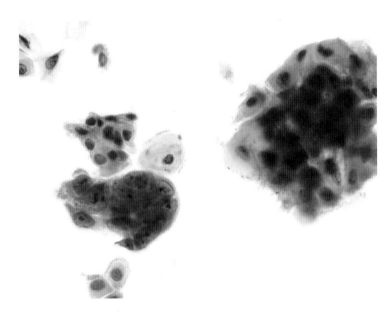

图 10.47c　子宫内膜浆液性癌(液基制片,中倍)。这些不典型细胞随访为子宫内膜浆液性癌。但是它们不像前两图那样具有显著异型性,但有粗块状染色质提示恶性。未见中性粒细胞,但是光滑的边缘和泡沫状胞质更像腺癌。如有可能,提示来自子宫内膜或宫颈会对临床有帮助,但不必细分子宫内膜腺癌的亚型。缺乏高危型 HPV 更支持子宫内膜腺癌,而宫颈管腺癌多与 HPV 感染相关

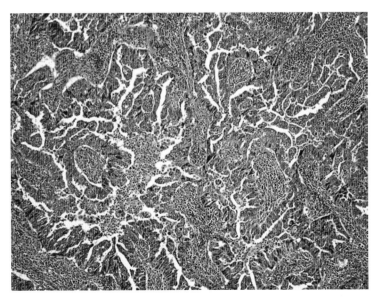

图 10.47d　子宫内膜浆液性癌(活检,H-E 染色,中倍)。肿瘤由中等大小的乳头组成,乳头有粗大的纤维血管轴心。小簇脱落的上皮细胞在肿瘤上皮内形成不规则的裂隙。上皮内衬的大腔隙中存在坏死和炎性碎屑。本例具有明显的乳头,而其他病例可能富含腺管结构,与子宫内膜样癌相似。此外,子宫内膜癌的其他组织学类型也可具有乳头状结构,因此,乳头状生长方式不是浆液性癌所特异的,腺管结构为主不排除浆液性癌的可能性

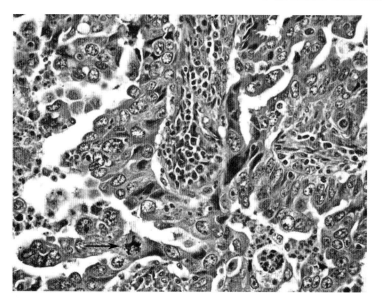

图 10.47e　子宫内膜浆液性癌(活检,H-E 染色,高倍)。肿瘤上皮呈复层排列,细胞呈立方到圆形并有中等量的粉红胞质,核多形性,泡状染色质,核仁明显,少数核深染,也可见异常核分裂象(箭头)。与子宫内膜样癌相比,浆液性癌具有更高核级别和更多核分裂象

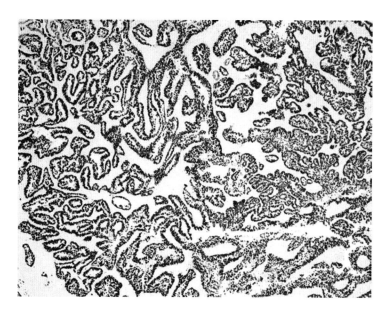

图 10.47f　子宫内膜浆液性癌(活检,p53 染色,中倍)。肿瘤呈 p53 弥漫强阳性,此模式(尤其是超过 70% 肿瘤细胞强阳性)是浆液性癌的特征。此模式与 *TP53* 突变相关,是浆液性癌典型表现,大多数浆液性癌显示这种 p53 表达模式。少数病例有其他表达模式,即完全失表达(0%标记指数),与 *TP53* 另一种突变型有关。浆液性癌的这种"零"表达模式不是"阴性",因为它是异常表达模式。真正的阴性模式与野生型 *TP53* 相关,表现为肿瘤内散在的很少的弱表达。此外,局灶性或斑片状模式一般与 *TP53* 突变无关

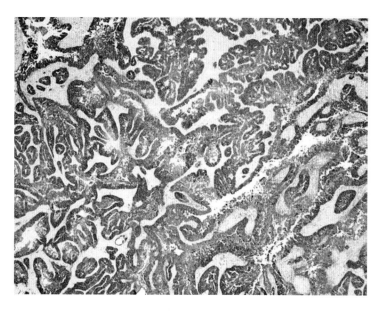

图 10.47g　子宫内膜浆液性癌(活检,p16 染色,中倍)。p16 弥漫性表达。几乎所有的子宫内膜浆液性癌都是这种模式(通常 90%-100% 肿瘤细胞阳性),而阴性、局部或斑片状模式不支持其诊断。宫颈管腺癌中,高危型 HPV 感染干扰了分子通路,从而高表达 p16;而浆液性癌中导致 p16 高表达的分子通路不依赖于 HPV 相关过程。仅少数子宫内膜癌是浆液性癌。与子宫内膜样癌不同,浆液性癌呈 Ki67 高增殖指数,但有时这两种肿瘤会有重叠现象。浆液性癌通常 ER/PR 失表达,但仍有一部分的病例表达 ER/PR,其 ER/PR 表达率一般低于子宫内膜样癌。这两种肿瘤的免疫组化表达谱(p53/p16/ER/PR/Ki67) 是 不同的,但 p53 和 p16 比 ER/PR 和 Ki67 更具有鉴别诊断意义。因此,如果同时使用这 5 种标记,p53 和 p16 更有诊断价值

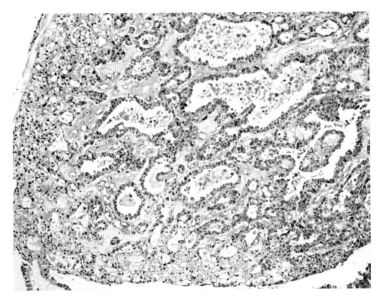

图 10.48a　子宫内膜透明细胞癌(活检,H-E 染色,中倍)。本例显示透明细胞癌的管囊状结构。特征是从口径小的管状到囊状扩张的结构。这种腺体内衬单层肿瘤上皮细胞。注意到这种腺体不是融合的,融合并不是诊断透明细胞癌所必需的。腺体被部分玻璃样变的间质分隔,这种间质是透明细胞癌的特征,在其他病例中可能更为突出。透明细胞癌还会有其他不同的结构包括乳头状、腺状(非管囊状)以及实性结构,常常多种结构混合存在

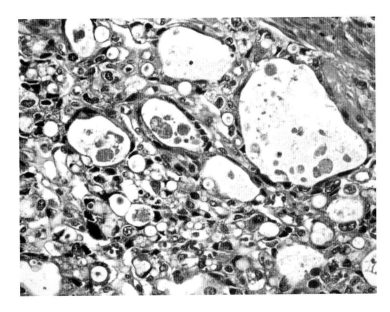

图 10.48b　子宫内膜透明细胞癌(活检,H-E 染色,高倍)。透明细胞癌可以见到多种细胞形态,此图显示单层扁平细胞。注意薄壁小管无复层上皮。细胞具有卵圆或拉长浓染的细胞核。本例中其他细胞的胞质内可见液滴状黏液,形成"靶环状"现象

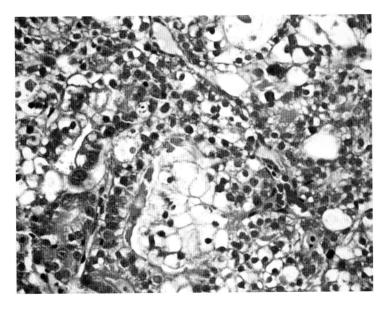

图 10.48c　子宫内膜透明细胞癌(活检,H-E 染色,高倍)。其他病例可有不同的细胞形态。本例可见含有透明胞质的立方细胞,轻度核多形性。大多数核中等大小,圆形,染色质细,可见小 - 中等中位核仁,部分核深染。有时可见透明小体,它是透明细胞癌的特征。其他病例有靴钉状细胞和柱状细胞,多数病例具有不同形态细胞的混合。重要的是,并非所有透明细胞癌都具有透明胞质。一些病例可以出现粉红色胞质,特别是透明细胞癌嗜酸性亚型。因此,透明细胞癌的诊断是基于结构和细胞形态的综合判断,而不是仅仅依靠胞质颜色(透明)

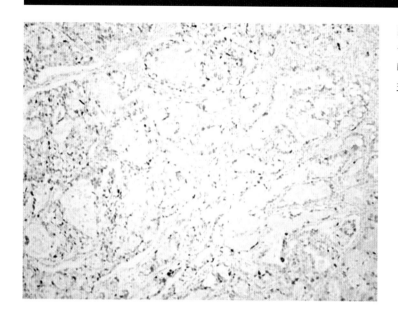

图 10.48d　子宫内膜透明细胞癌(活检,p53 染色,中倍)。肿瘤细胞呈 p53 灶性着色,大多数透明细胞癌没有 *TP53* 基因突变,因此异常表达模式(但少数病例可见)不是透明细胞癌典型特征

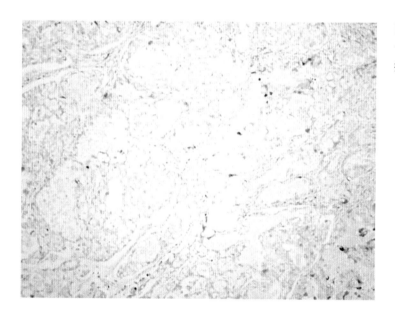

图 10.48e　子宫内膜透明细胞癌(活检,p16 染色,中倍)。肿瘤显示灶性 p16 表达。透明细胞癌的 p16 表达模式不定,偶可见弥漫表达模式

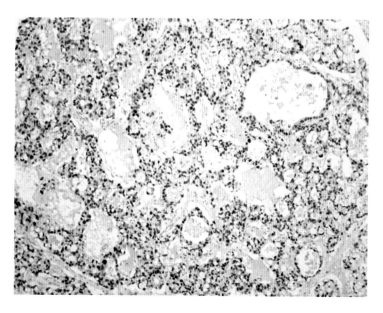

图 10.48f　子宫内膜透明细胞癌(活检,肝细胞核因子 1-β 染色,中倍)。图示肿瘤细胞呈现肝细胞核因子 1-β(HNF1-β)弥漫性核着色。此标记在透明细胞癌常表达,在子宫内膜癌中相对特异。然而不能仅依赖这一标记去确立透明细胞癌的诊断,因为某些病例可能阴性,而其他癌(包括子宫内膜样癌和浆液性癌)偶尔会阳性。值得注意的是分泌期子宫内膜和 A-S 反应也会显示 HNF1-β 表达。透明细胞癌仅占子宫内膜癌的极少部分,在妇产科病理医师中并不是一个高度可重复的诊断,尤其是子宫内膜样癌和未分类的高级别子宫内膜腺癌会出现透明细胞样的表现,与透明细胞癌相重叠

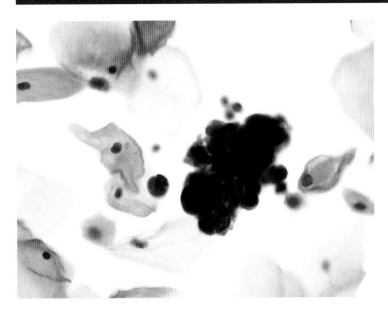

图 10.49　子宫内膜 MMMT(癌肉瘤,液基制片,中倍)。这些细胞具有显著的非典型性,核深染、高核/质比、核大和显著多形,部分细胞具有高度不规则的细胞核边缘。这些细胞明显恶性,与腺癌非常相似。本例患者为子宫内膜 MMMT,它可能表现为一种或两者成分都有(癌和肉瘤)。本例肉瘤特征不明显

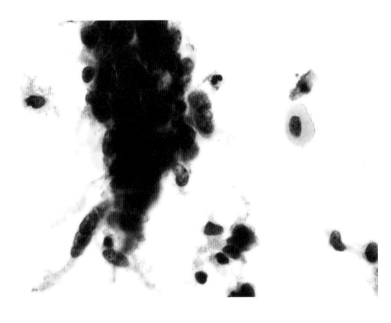

图 10.50　子宫内膜 MMMT(癌肉瘤,液基制片,高倍)。仔细观察这个组织片段会发现肉瘤的特征,尤其是在核大小和形状变化,以及锯齿状胞质拖尾

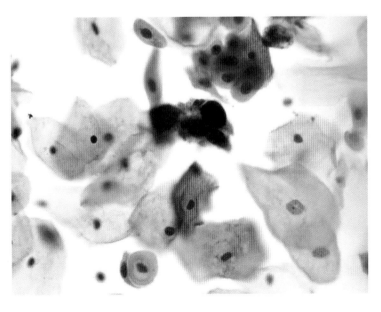

图 10.51　子宫内膜 MMMT(癌肉瘤,液基制片,中倍)。这些非典型细胞也来自子宫内膜 MMMT 患者。肉瘤样特征在此处不明确。然而,肉瘤成分可能呈现更多的上皮样,因此 MMMT 的明确诊断通常不太可能,也没必要。MMMT 在宫颈细胞学中可能开始会被诊断为未知起源或未知分化的癌,来自女性生殖道以外的恶性肿瘤也要考虑。最终需要通过进一步检查得到诊断性的组织

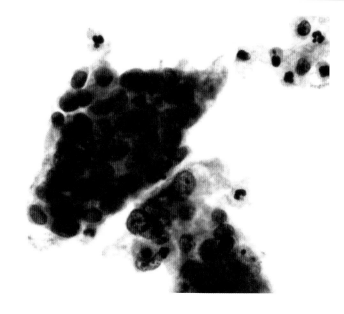

图 10.52 子宫内膜 MMMT(癌肉瘤,液基制片,高倍)。图示明显的恶性肿瘤特征,伴有中性粒细胞,提示子宫内膜来源,最可能是腺癌。核的多形性明显,细胞拥挤,这些表现超出了典型的子宫内膜样癌的形态。因此,浆液性癌或其他部位浸润转移的来的也要考虑。本例患者后来诊断为 MMMT,除非明显的肉瘤成分是存在的,否则可能不会考虑 MMMT

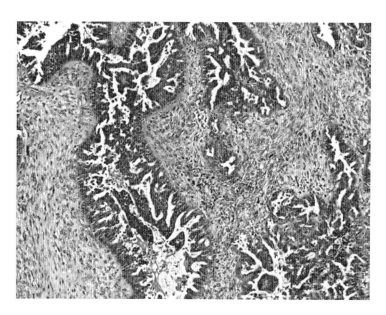

图 10.53a 子宫内膜 MMMT(癌肉瘤,子宫切除标本,H-E 染色,中倍)。典型的 MMMT 显示恶性上皮和间叶成分的混合。本例中上皮呈复层排列且结构非常复杂,间叶成分富于细胞

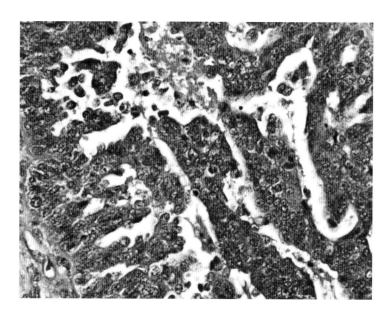

图 10.53b 子宫内膜 MMMT(癌肉瘤,子宫切除标本,H-E 染色,高倍)。上皮成分可以为任何类型的苗勒管来源的癌,常为浆液性癌或未分类高级别腺癌,有些为子宫内膜样癌。虽然本例组织学特征提示浆液性癌,但是形态学还是有些不特异。浆液性癌和未分类高级别腺癌两者之间要明确区分,最好还是需要免疫染色的帮助

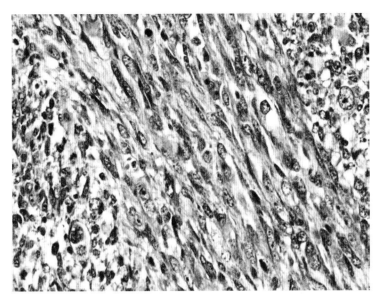

图 10.53c　子宫内膜 MMMT（癌肉瘤，子宫切除标本，H-E 染色，高倍）。MMMT 的肉瘤成分可以为任何类型，如同源性或异源性。同源性肉瘤通常是子宫常见肉瘤，如平滑肌肉瘤或高级别子宫内膜间质肉瘤。异源性肉瘤不常见，如横纹肌肉瘤、软骨肉瘤和骨肉瘤。MMMT 最常见的肉瘤成分是横纹肌肉瘤。常规报告中一般不必明确癌和肉瘤的组织学类型。子宫内膜活检（EMB）小标本如果未见两种成分，可能会误认为单纯的癌或肉瘤。注意，MMMT 中两种成分的比例不定，某些病例中一种成分可远远超过另一种成分。子宫内膜 MMMT 代表真正的癌肉瘤还是分化极差的癌，仍有争论，多数妇产病理医师接受后一观点

（李江　王婷　译）

第
11
章

转移性和少见的
恶性肿瘤

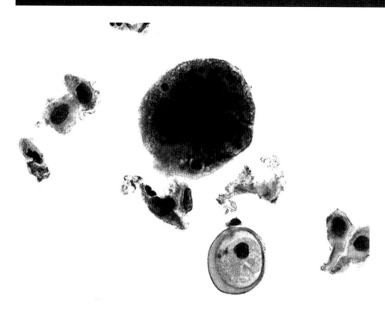

图 11.1　转移性乳腺癌(液基制片,高倍)。宫颈涂片很少出现桑葚状恶性肿瘤细胞;如果出现在浆膜腔积液中,应该高度怀疑乳腺癌转移。完整的临床病史很重要。如果病史不明,可分类为"转移性腺癌,鉴别诊断包括乳腺和卵巢"

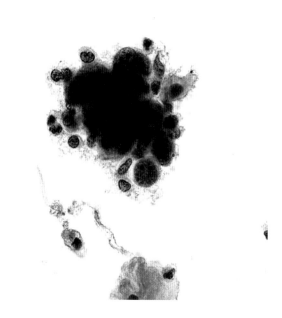

图 11.2　转移性乳腺癌(液基制片,高倍)。具有乳腺癌病史患者的宫颈涂片中出现异常细胞时需考虑两个问题:转移性乳腺癌还是子宫内膜癌(包括由他莫昔芬引起的子宫内膜癌)。溶血和巨噬细胞(可能是基质细胞？)的背景令人怀疑子宫内膜癌的可能性。然而,细胞的形态更符合乳腺起源。当不确定时可以分类为"腺癌,考虑乳腺和子宫内膜来源"

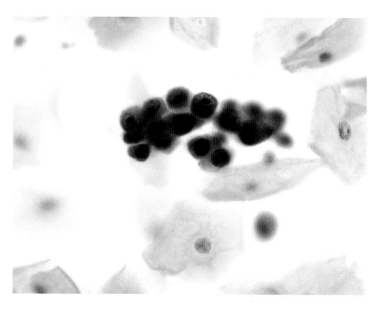

图 11.3　转移性腺癌(胃肠道来源,液基制片,高倍)。病史不明时,可能考虑来自宫颈管。干净的背景倾向转移性病变。结合临床、物理检查及获取组织做免疫组化对于确定来源十分重要

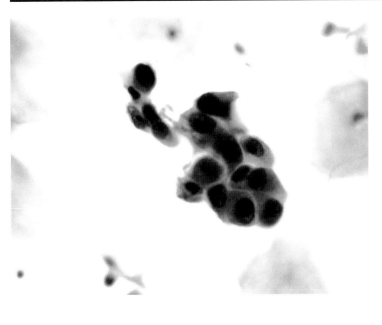

图 11.4　转移性卵巢癌(液基制片,高倍)。宫颈涂片很少出现卵巢病变。清楚的细胞边界提示可能为鳞状细胞起源。然而,卵巢浆液性癌也可以具有非常明显的细胞质轮廓。核圆形、开放性染色质和突出的中央核仁更符合腺癌特征。此外,干净的背景倾向转移性病变

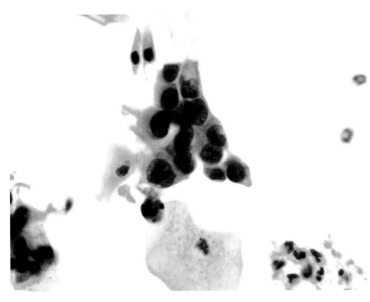

图 11.5　转移性卵巢癌(液基制片,高倍)。与恶性细胞团上方的两个良性宫颈管细胞比较,这些与上图类似的细胞为腺性来源。因此应考虑原发性宫颈管腺癌,特别是当背景中有丰富的炎症片段时。除了影像学检查和物理检查发现,宫颈活检及免疫组化毫无疑问可以确定恶性肿瘤的来源

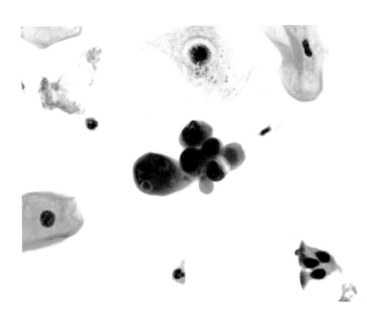

图 11.6　转移性卵巢癌(液基制片,高倍)。干净背景中恶性腺细胞可以有许多来源。但有些线索可提供帮助。图中两个较小的细胞之间的“开窗”现象以及细胞团的“鞋钉”样轮廓提示可能为苗勒管起源

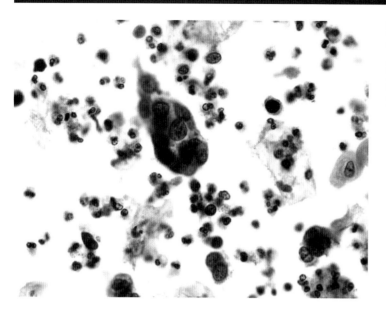

图 11.7　转移性卵巢癌(液基制片,中倍)。炎性背景中的成片腺细胞可能来自良性息肉或原发性/转移性肿瘤。该图中细胞不像图 11.5 和图 11.6 中异型性那么大,因此,应谨慎地对细胞可能的来源进行描述性诊断

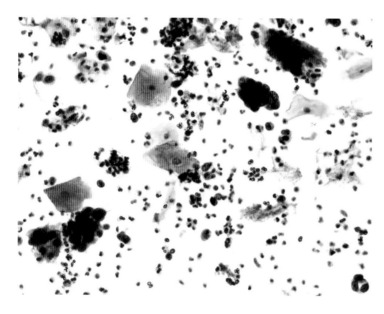

图 11.8　转移性卵巢癌(液基制片,低倍)。充满了混淆是非模式:严重的炎症背景,高核/质比的散在细胞和 HCG。这些都是局限于宫颈的病变可能出现的特征。这时需要用高倍来鉴别这些 HCG 是否为恶性。这是罕见的转移模式,通常只有很少恶性细胞团

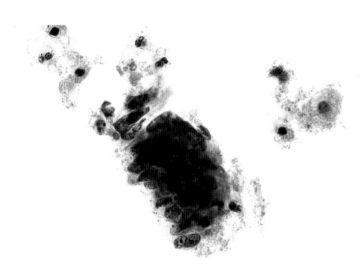

图 11.9　转移性结肠腺癌(液基制片,高倍)。三种腺癌细胞可以出现高细胞栅栏样排列:子宫内膜样癌(来自宫颈管或子宫内膜)、宫颈管 AIS 和结肠腺癌。大核倾向于结肠原发。但是,溶血可能表示子宫原发。临床资料很重要

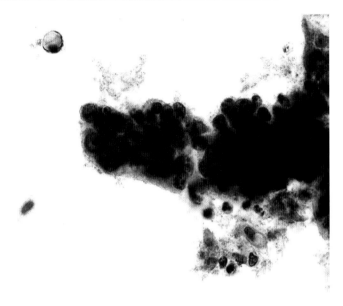

图 11.10　转移性结肠腺癌(液基制片,高倍)。伴有溶血和细胞片段的低分化腺癌符合原发性子宫腺癌或原发性结直肠腺癌直接侵犯子宫。肿瘤细胞进入阴道的途径可能是通过淋巴管或其他管道。这种情况下倾向于后者,尤其是在宫颈涂片中见到排泄物时

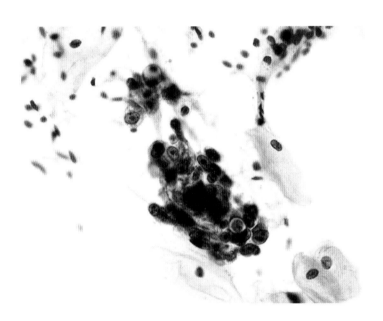

图 11.11　转移性乳腺小叶癌(液基制片,中倍)。某些肿瘤有其自身的"标记物",例如乳腺小叶癌中的细胞质微管。但是,如果它们只是细胞质空泡,那么这些细胞可能是来自胃肠道或膀胱原发部位的印戒细胞。临床病史很重要

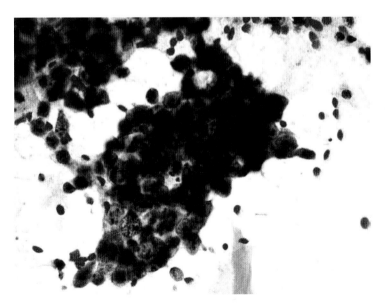

图 11.12　转移性乳腺小叶癌(液基制片,高倍)。除非是通过子宫直肠陷凹直接浸润至阴道的转移灶的脱落,否则很难看到如图所示的转移到宫颈阴道非常大的组织片段。临床病史、活检和免疫组化染色对确定癌的起源至关重要

图 11.13a　转移性乳腺小叶癌(液基制片,高倍)。虽然在这个视野中没有其他细胞作为对照,仍然考虑这一细胞的形态与宫颈涂片的常见细胞成分不同。该细胞的细胞质呈泡沫样的薄晕,染色质略粗糙,核仁明显。乳腺小叶癌转移的恶性肿瘤细胞非常罕见,因此在宫颈涂片中很难被发现

图 11.13b　转移性乳腺小叶癌(液基制片,高倍)。在这一鳞状细胞附近的细胞具有恶性肿瘤细胞核大的特征,它的核几乎与整个鳞状细胞一样大。鉴别诊断可能是 IUD 细胞

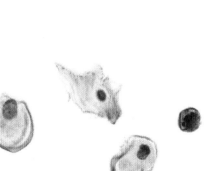

图 11.13c　转移性乳腺小叶癌(液基制片,高倍)。该视野见另一个恶性肿瘤细胞。细胞质呈泡沫状,提示其腺上皮来源,细腻的胞质可能表明细胞发生了退变,但核完整且有三个大核仁。由于恶性肿瘤细胞可能散在分布于整张涂片,所以容易被忽视。因此宫颈涂片存在这样的外源性细胞时需要查阅患者的病史

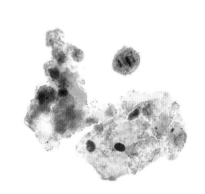

图 11.13d　转移性乳腺小叶癌(液基制片,高倍)。对比这些恶性肿瘤细胞和之前视野中的恶性肿瘤细胞,很容易看出其形态的相似性。但是,仅仅这一视野不能给人明显恶性的印象。这一癌细胞的细胞核不清晰,染色质似乎与泡沫状细胞质融合。突出和不规则的核仁是最易识别的特征。但是,特别是当恶性肿瘤细胞与退变细胞和细胞片段相邻时,很容易被遗漏

图 11.14a　转移性直肠腺癌(液基制片,高倍)。虽然这些细胞不具有某些肠腺癌的柱状细胞形态,但其细胞形态学特征明显提示腺癌,即细胞质嗜双色性且呈泡沫状,有突出的核仁。其他恶性特征包括核多形性、染色质粗糙及核形不规则。无明确的腺体结构,但细胞核重叠成合胞体样

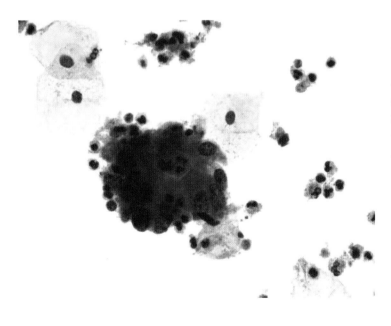

图 11.14b　转移性直肠腺癌(液基制片,高倍)。如图所示,恶性肿瘤细胞的细胞核类似于前图,细胞边界不清,有明显的腺体形成,腔内含中性粒细胞,细胞核偏位,细胞呈柱状。组织片段边缘和相邻区域出现坏死和中性粒细胞,常见于转移性结直肠癌。坏死和片段常与原发性宫颈浸润性癌相关,而干净的背景与转移性恶性肿瘤相关,但转移性结直肠癌例外

图 11.14c　转移性直肠癌(液基制片,高倍)。图示主要为坏死片段,细胞核完整,特征与前两幅图的相似,无胞质

图 11.15a　平滑肌肉瘤(液基制片,中倍)。细胞片段的核主要呈梭形,核深染,核形不规则。女性生殖道原发性肉瘤主要累及子宫(平滑肌肉瘤或子宫内膜间质肉瘤),虽然不常见,但比转移性肉瘤多见

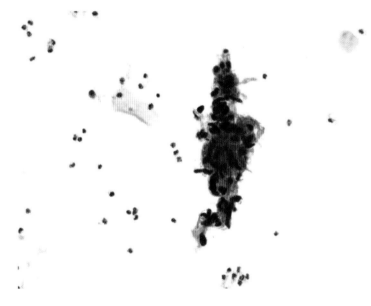

图 11.15b　平滑肌肉瘤(液基制片,高倍)。高倍可见显著的核多形性和核形不规则。宫颈涂片中恶性梭形细胞的鉴别诊断包括肉瘤样癌和 MMMT 的肉瘤样成分。同源性成分包括子宫内膜间质肉瘤和平滑肌肉瘤。偶尔,MMMT 可发生于卵巢并在宫颈涂片中发现转移

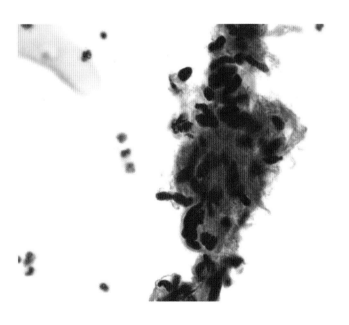

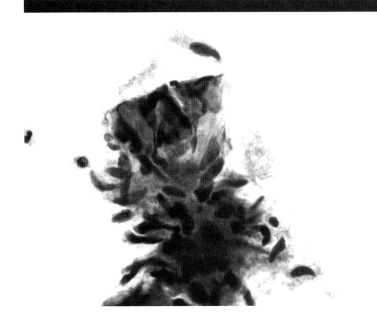

图 11.16a 平滑肌肉瘤(液基制片,高倍)。核呈胖梭形,核两端一般钝圆,呈"雪茄"样。但该图中细胞核出现明显的切迹,许多核呈独木舟样。有时也可见上皮样细胞核(视野下方中央)

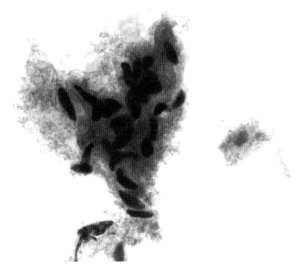

图 11.16b 平滑肌肉瘤(液基制片,高倍)。细胞质不清晰,使得细胞核成为该细胞片段的最明显特征。宫颈涂片不可能明确肿瘤的特定类型,但出现明显非典型梭形细胞提示恶性。可诊断为"显著非典型梭形细胞"加上鉴别诊断,包括肉瘤和肉瘤样癌。临床随访活检可获得组织病理学标本并进行免疫组织化学

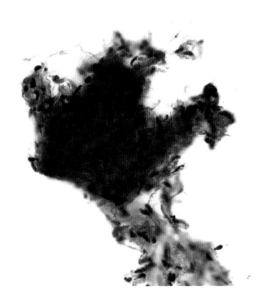

图 11.16c 平滑肌肉瘤(液基制片,中倍)。低倍镜下,这个特殊组织片段的恶性特征不太明显。片段中央染色欠佳,难以判读。片段边缘可见纤维样细胞核,但核深染。鉴别诊断包括炎性纤维组织,与周围炎细胞相比,这些核增大。鉴于宫颈涂片中肉瘤罕见,应考虑更常见病变,如肉芽组织或肉芽肿性炎症。结合影像学资料和病史对诊断很有帮助

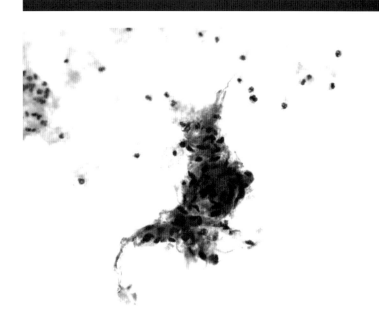

图 11.16d　平滑肌肉瘤（液基制片，中倍）。宫颈涂片中一旦出现平滑肌肉瘤，则肿瘤常有坏死并且质脆易碎。因此，与典型的软组织肿瘤相比，这些细胞片段更纤细，黏附性更差。这也说明了为什么宫颈涂片内细胞很丰富

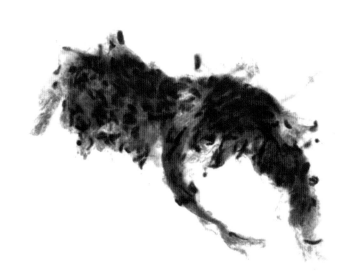

图 11.16e　平滑肌肉瘤（液基制片，中倍）。细胞片段中央显示梭形细胞形态，片段的"翅膀"区有更多的上皮样细胞，胞质易碎，似乎在片段边缘退色

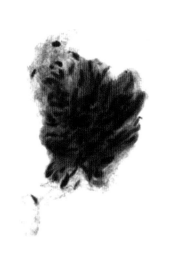

图 11.16f　平滑肌肉瘤（液基制片，中倍）。细胞片段的核主要呈"雪茄烟"状，这是平滑肌肿瘤的典型表现。这团细胞也呈现出束状排列方式，其右侧细胞核在视野平面上呈流水样排列，而左上角的细胞核"站立起来"，向观察者面部方向呈流水样排列

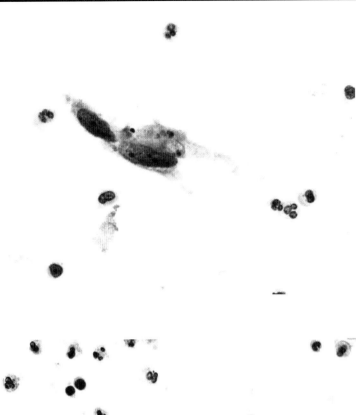

图 11.17a 平滑肌肉瘤(液基制片,高倍)。如果染色好,高倍观察平滑肌肉瘤有时可见核仁。这些细胞核两端钝圆,没有前面几图所示的明显切迹

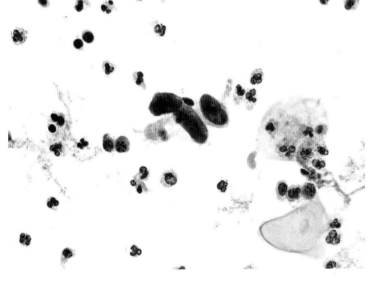

图 11.17b 平滑肌肉瘤(液基制片,高倍)。右侧细胞含有一个明显的核仁,核深染,使得 3 个核的染色质难以辨认。胞质不明显,核非常大(与周围炎细胞相比)

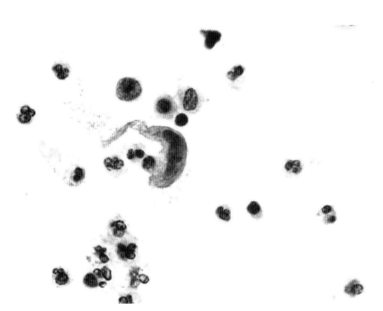

图 11.17c 平滑肌肉瘤(液基制片,高倍)。这个"独木舟"形核也有一个核仁,但很难从背景染色质中识别。此外,细胞质拖尾也是梭形细胞肿瘤的一个特征

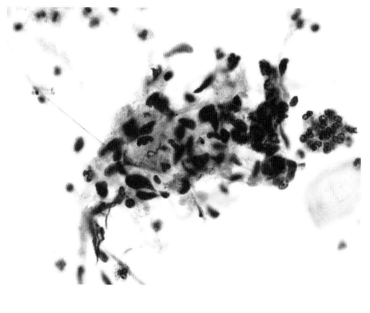

图 11.18a　平滑肌肉瘤（液基制片，高倍）。恶性
细胞和中性粒细胞相混合，容易让人形成肉芽
组织或肉芽肿性炎伴急性炎症的印象。但核深
染、核形极不规则提示恶性的可能性。注意，恶
性细胞具有不清晰的易碎的胞质，貌似炎症病
变（如溃疡）所见的碎屑

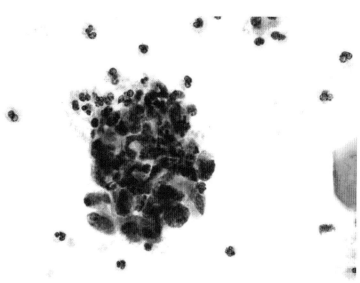

图 11.18b　平滑肌肉瘤（液基制片，高倍）。这个
细胞片段没有提示肉瘤的特征，但核深染、核多
形性、核边界不规则提示恶性。加上胞质易碎，
这个细胞片段更像腺癌，即使其实是平滑肌肉
瘤细胞的另一视野

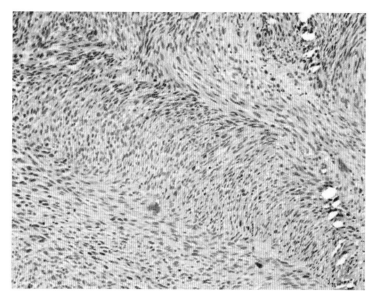

图 11.19a　平滑肌肉瘤（活检，H-E 染色，中倍）。
中倍镜下，梭形肿瘤细胞形成明显的束状排列，
核周透明是平滑肌肿瘤的特征之一。肿瘤细胞
丰富，细胞核呈现均一的非典型性，无明显多形
性。该视野未见核分裂和坏死，也无正常成分

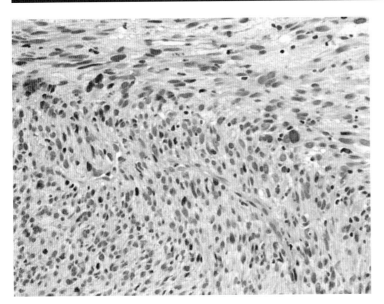

图 11.19b　平滑肌肉瘤(活检,H-E 染色,高倍)。高倍镜下,细胞核的形态与宫颈涂片中细胞核的形态一致。该视野中可以看到梭形细胞和上皮样细胞,部分细胞内还能看到明显的小核仁。图中未显示的其他恶性特征包括:核分裂最活跃区域的核分裂象≥10 个 / 高倍视野、肿瘤凝固性坏死。良性平滑肌肿瘤(平滑肌瘤)在宫颈涂片中很少见,除非形成宫颈溃疡。良性平滑肌肿瘤在宫颈涂片中细胞量不丰富,不像恶性平滑肌肿瘤

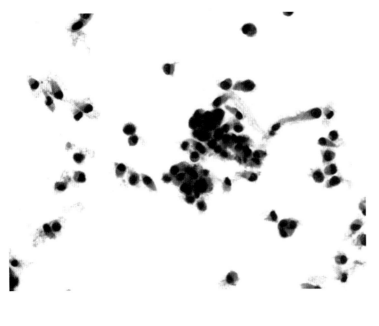

图 11.20a　转移性尿路上皮癌(液基制片,中倍)。该视野中几乎全是形态单一的非典型细胞,在宫颈涂片中像是外源性细胞。核深染,胞质致密,容易让人考虑 HSIL 或 SCC。但有其他奇特的表现,如排列比较分散,核偏位,羽毛状胞质突起,不同于 SCC 中致密的不规则的富含角质的胞质突起。黏附性肿瘤素质覆盖于大多数细胞表面,提示浸润,因而为恶性

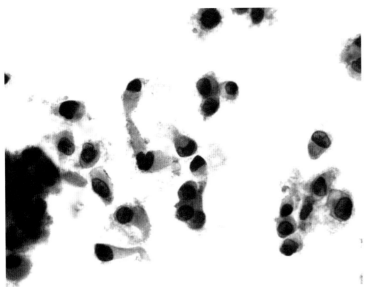

图 11.20b　转移性尿路上皮癌(液基制片,高倍)。高倍镜下,"彗星细胞"形态更加明显,符合尿路上皮起源。这些细胞像是高级别尿路上皮癌的尿液脱落细胞,表现为核深染,核膜不规则,染色质粗颗粒状,缺乏胞质突起的细胞具有特别高的核 / 质比。尽管可能为非尿路上皮起源(如肉瘤或转移性低分化腺癌),但这种散在单个细胞的分布模式在原发性宫颈恶性肿瘤中罕见。浆细胞样形态也可见于恶性黑色素瘤,但无单个明显核仁和胞质内色素,因此恶性黑色素瘤的可能性很小

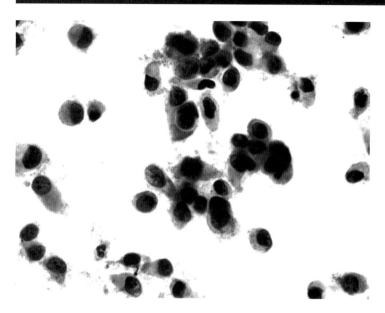

图 11.20c　转移性尿路上皮癌(液基制片,高倍)。该图显示尿路上皮癌的其他特征,包括"细胞内细胞"结构,即两个细胞似乎彼此"拥抱"。该视野还可见中性粒细胞,相比之下癌细胞核显著增大。大多数情况下,宫颈涂片中发现转移癌的时候,患者已有原发肿瘤病史。然而,由于其解剖部位相关和症状重叠,侵犯女性生殖道的尿路上皮癌可能首先被认为女性生殖道原发。高级别细胞(可能称为"HSIL")与 HPV 阴性可能是第一条诊断线索

(黄玉洁　译)

第12章

部分异常筛查结果的宫颈癌筛查及随访

正是由于采用了统一的 Bethesda 报告命名系统,并深入理解了 HPV 生物学及其导致宫颈癌的机制,世界各地的专业机构才有可能制定基于循证医学的宫颈癌筛查指南以及对阳性筛查结果妇女的处理指南。

在世界范围内,宫颈细胞学检查早就成为主要的宫颈癌筛查方式。实施宫颈癌筛查项目的地区,宫颈癌死亡率下降了 70%。在世界不同地区采取了不同的筛查及处理指南,这取决于筛查项目是否由政府资助(类似于英国的具有电话回访机制的筛查项目),或类似于美国的机会性筛查项目。美国的筛查指南由美国预防医学工作组(the United States Preventive Services Task Force, USPSTF)及其合作组织制定。USPSTF 的合作组织包括美国癌症协会(the American Cancer Society, ACS)、美国阴道镜及宫颈病理学会(the American Society of Colposcopy and Cervical Pathology, ASCCP)、美国临床病理学会(the American Society for Clinical Pathology, ASCP)等(1-3)。美国的处理指南由 ASCCP 牵头、联合其他机构包括诸如美国妇产科协会等相关的专业组织制定。

这一章将概述美国 2012 年筛查及处理指南,并解释选择各种处理方式的理由。详细的讨论请查阅相关文献及网址(www.asccp.org)。

指南可接受的癌变风险及偏倚

多年的证据表明,不论采用哪种筛查方法,如电脑自动化筛查和(或)联合高危型 HPV 检测,都不可能达到零误诊筛查或零患癌风险。宫颈癌在西方国家发病率很低,因此合理地使用 HSIL 或 HSIL+ 代替浸润癌进行研究。如果 HSIL+ 的风险超过 10%,建议立即阴道镜检查。HSIL 及 ASC-H 可代表最高患癌风险。如果发展为癌的风险是 5% ～ 10%,则建议 6 ～ 12 个月复查。如果 5 年患 HSIL+ 的风险在 0.3% ～ 1%,那么建议间隔 3 年筛查。如果患 HSIL+ 的风险低于 0.3%(如 30 岁以上妇女宫颈细胞学联合高危型 HPV 检测的结果双阴),建议间隔 5 年筛查。记住,任何筛查方案都不可能达到 5 年HSIL+ 病变零风险的标准。

美国宫颈癌筛查指南（2012）

指南建议宫颈癌筛查应当从 21 岁开始,不管首次性行为的年龄。20 岁以前宫颈癌的发病率极低(占所有病例的 0.1%),大多数妇女在这个年龄段都有一过性 HPV 感染,这种感染很容易被清除。21 ～ 29 岁妇女建议单用宫颈细胞学检查,每 3 年一次。由于 30 岁以下妇女具有较高的一过性 HPV 感染率,筛查指南不建议联合 HPV 检测。美国采用传统宫颈涂片或 FDA 批准的液基制片。最近,FDA 基于 Athena 实验的数据(9-11),批准了罗氏公司的 Cobas 14 种高危型 HPV 检测作为 25 岁以上妇女的首次筛查手段。联合 HPV 检测应用于首次筛查的临时指南已经发表。在 25 ～ 65 岁妇女中,目前 HPV 检测作为首次宫颈癌筛查的三个选择之一。

30 ～ 65 岁妇女可选择每 3 年进行一次宫颈细胞学检查,或宫颈细胞学联合 FDA 批准的或 CLIA 验证的 HPV 检测(双筛)。如果细胞学和 HPV 都是阴性,这类人群可间隔 5 年进行筛查。第三种筛查选择是 FDA 批准的 Cobas 平台进行 HPV 检测,开始年龄在 25 岁。如果 HPV 阴性,则返回 3 年一次常规筛查。如果 HPV 16 或 HPV 18 阳性,立即进行阴道镜检查,根据阴道镜结果进行处理。如果非 HPV 16 或非 HPV 18 阳性,则返回宫颈细胞学检查;如果细胞学结果是 ASC-US 或以上,根据处理指南进行相应的处理;如果细胞学阴性,则 1 年后复查。筛查终止于 65 岁或因良性病变而切除子宫的妇女。对于 HIV 感染者、免疫缺陷者、己烯雌酚治疗者或因 HSIL 而接受过治疗者,其筛查间隔例外。因宫颈异型增生接受治疗后妇女在治疗后 20 年之内不应退出筛查。不论筛查间隔是多久,指南建议筛查妇女每年去医院就诊一次。筛查指南大纲见表 12.1。不同筛查结果妇女的一线处理方式见表 12.2。

表 12.1　美国宫颈癌筛查指南

年龄	方法	筛查间隔	备注
<21 岁	• 不筛查	N/A	• 宫颈癌发病率极低 • 多为一过性 HPV 感染
21 ～ 29 岁	• 细胞学	• 3 年	• 不建议 HPV 联合筛查
30 ～ 65 岁	• 细胞学 +HPV 联合筛查,或 • 单用细胞学筛查	• 如果双阴性,5 年,或 • 单用细胞学,3 年	• CIN2+ 或 AIS 病史者持续筛查至少 20 年
25 ～ 65 岁	• HPV 筛查	• 3 年	• 参考文献 12
>65 岁	• 不筛查	N/A	• 20 年以内 CIN2+ 或 AIS 病史者除外
全子宫切除妇女	• 不筛查	N/A	• 上述情况者除外
接种 HPV 疫苗妇女	特殊年龄,同上		

AIS,原位腺癌;CIN2+,宫颈上皮内肿瘤 2、3 级和癌;h/o,病史;HPV,高危型人乳头瘤病毒检测;N/A,无数据

表 12.2　异常宫颈癌筛查结果的首次处理共识指南

筛查结果	年龄				备　　注
	21 ～ 24岁	25岁～绝经期	绝经后	65岁+	
ASC-US(详见 ASCCP 指南)	不论 HPV 结果如何,12 个月时复查细胞学,但如果 HPV-,3 年一次常规筛查	首选:HPV 反馈性检查或联合筛查。如 HPV+,阴道镜检查;如 HPV-,第 3 年重复联合筛查或可选:1 年复查细胞学,如 ASCUS 及以上则阴道镜检查	同普通人群 25 岁绝经期妇女	HPV+,阴道镜检查;HPV-,1 年再复查首选联合筛查	25 岁及以上的妇女,反馈性 HPV 检查优第 1 年复查细胞学 HPV- 的 ASC-US,间隔 3 年筛查
LSIL	第 12 或 24 个月内复查细胞学,如 24 个月细胞学为 ASC-US 或以上级别,则阴道镜检查	HPV+ 或 无 HPV 结果的,行阴道镜检查;HPV 联合筛查 -,首选 1 年联合筛查,也可阴道镜检查	阴道镜检查或 HPV 检测或第 6 或 12 个月复查细胞学。如 HPV- 或阴道镜检查无 CIN 病变,第 12 个月复查细胞学	同绝经后妇女	
ASC-H	阴道镜	阴道镜	阴道镜	阴道镜	不建议反馈性 HPV 检测
HSIL	阴道镜 不接受即查即治	阴道镜检查或可接受即查即治(LEEP)	同 25 岁绝经妇女	同普通人群	如活检或阴道镜检查未发现病变,查询更多的指南细节 www.asccp.org
AGC 和 AIS	阴道镜和宫颈管取样	阴道镜和宫颈管取样	阴道镜、宫颈管及子宫内膜取样	阴道镜、宫颈管及子宫内膜取样	如果 >35 岁或有子宫内膜癌风险,子宫内膜取样
非典型子宫内膜细胞	宫颈管及子宫内膜取样 可接受阴道镜检查	宫颈管内膜及子宫内膜取样 可接受阴道镜检查	宫颈管内膜及子宫内膜取样 可接受阴道镜检查	宫颈管内膜及子宫内膜取样 可接受阴道镜检查	如果 ECC 和 EMB 阴性并且未做阴道镜检查,做阴道镜检查

AGC,非典型宫颈管腺细胞;AIS,原位腺癌;ASCCP,美国阴道镜和宫颈病理学会;ASC-H,非典型鳞状细胞,不除外高度病变;ASCUS,非典型鳞状细胞,意义不明;CIN,宫颈上皮内肿瘤;ECC,宫颈搔刮术;EMB,子宫内膜活检;HPV,高危型人乳头瘤病毒检测;HSIL,高度鳞状上皮内病变;LEEP,环形电切术;LSIL,低度鳞状上皮内病变

不满意的细胞学筛查结果的处理方式

　　液基制片中鳞状细胞数量太少是标本评估不满意的最常见原因。不满意的细胞学结果，不建议只进行 HPV 检测。如果 30 岁以上妇女进行了联合检查，HPV 检测结果为阳性，则 2 ～ 4 个月后进行细胞学复查或直接行阴道镜检查都是可接受的。如果 HPV 结果不确定或阴性，建议 2 ～ 4 个月后细胞学复查；如果细胞学复查结果仍不满意，建议直接进行阴道镜检查。如果细胞学复查阴性而 HPV 阳性，建议 1 年后细胞学和 HPV 联合复查。如果 HPV 16 或 HPV 18 阳性，建议立即行阴道镜检查。如果细胞学和 HPV 复查结果都是阴性，可返回常规筛查流程。如果细胞学结果是 ASC-US 及以上，则直接按 ASCCP 的处理指南处理。

　　血液及炎细胞遮盖引起的不满意诊断，尤其是传统涂片，具有较高的疾病风险，因此要求在 2 ～ 4 个月复查。此外，建议宫颈细胞学取样时避免使用任何类型的润滑凝胶。连续两次细胞学结果均为不满意，建议直接进行阴道镜检查。

宫颈管腺细胞及宫颈移行区细胞缺乏或不足的阴性细胞学结果

　　细胞学阴性的 21 ～ 29 岁妇女，建议常规筛查。30 岁以上接受联合筛查者，如果 HPV 阴性，建议常规筛查；如果 HPV 阳性，1 年后联合复查或 HPV 复都是可接受的。如果 HPV 16 或 HPV 18 阳性，建议立即阴道镜检查。如果 HPV 16 或 HPV 18 阴性，建议 1 年后再次联合筛查。

ASC-US

　　宫颈细胞学中，ASC-US 是最常见的异常分类，根据美国病理协会（CAP，www.cap.org）的统计数据，大部分实验室 ASC-US 的比例为 4% ～ 5%。Kaiser 数据表明，随访 5 年，ASC-US 患者发生 CIN 2+ 风险为 6.9%，患癌风险为 0.2%。如果 ASC-US 妇女 HPV 阳性，发生 CIN2+ 风险增加到 18%，CIN3+ 风险增加到 6.8%。基于这些数据，25 岁及以上妇女首选反馈性 HPV 检查。如果 HPV 阳性，建议阴道镜检查；如果 HPV 阴性，5 年发生 CIN3+ 风险为 0.45%。因此建议 HPV 阴性 ASC-US 患者间隔 3 年筛查。不建议 ASC-US 患者进行 HPV 基因分型。ASC-US 患者的第二种选择是 1 年后复查细胞学并进行相应处理。

　　年轻妇女有较高的一过性 HPV 感染率，过度治疗会造成不必要的损伤，因此年轻妇女 ASC-US 和 LSIL 都不建议激进的处理策略。诊断为 ASC-US 的 22 ～ 24 岁妇女，间隔 12 个月复查细胞学，持续 2 年。不建议阴道镜检查。如果复查结果为 ASC-H 及以上的分类，建议阴道镜检查。如果第 24 个月复查为 ASC-US 或更严重的结果，建议阴道镜检查。如果连续两年复查细胞学都是阴性，返回 3 年一次的常规筛查。

　　孕妇和非孕妇的处理方式相同。阴道镜检查推迟到产后 6 周是可以接受的。然而，如果孕期进行了阴道镜检查，但未发现 CIN 病变，建议产后随访。孕期禁止宫颈管搔刮（ECC）。

LSIL

　　宫颈细胞学诊断为 LSIL 者发生 CIN2+ 风险是 16%。诊断为 LSIL 者，未行 HPV 检测，或联合检测 HPV 阳性，均建议阴道镜检查。30 岁以上妇女联合筛查 HPV 阴性，首选 1 年再次联合筛查，但这种情况进行阴道镜检查也是可以接受的。如果 1 年时联合检查结果都是阴性（HPV 及细胞学双阴性），建议 3 年后再次联合筛查。

21 ～ 24 岁的妇女,建议 1 ～ 2 年内复查细胞学。如果随访中出现 ASC-H 或更严重的结果,建议阴道镜检查。如果 24 个月复查为 ASC-US 或更严重结果,建议阴道镜检查。孕妇处理也是一样,阴道镜检查是可行的,但禁止 ECC 检查。

诊断为 LSIL 的绝经后妇女,处理的选择包括 HPV 检测、6 ～ 12 个月复查细胞学及阴道镜检查。如果 HPV 阴性或阴道镜未检出 CIN,建议第 12 个月时复查细胞学。具体的建议细节请访问 www.ASCCP.org/guidelines。

ASC-H 的处理

与 ASC-US 或 LSIL 相比,ASC-H 发生 CIN2+ 风险的阳性预测值更高,但低于 HSIL 预测值。不管年龄、HPV 状态或是否妊娠,均建议阴道镜检查。孕妇禁止宫颈管取样。请参考 ASCCP 的指南获取更详细的处理方式。

HSIL

对于普通风险人群的宫颈细胞学检查,大部分实验室报告的 HISL 率是 0.2% ～ 0.3%。HSIL 发生 CIN2+ 风险是 70%,发生 CIN3+ 风险是 48%,5 年患癌风险是 8.2%(13-15)。所有 HSIL 妇女都建议阴道镜检查。不建议进行 HPV 分流或复查细胞学。除了特殊人群(如 21 ～ 24 岁),其他人群立即行宫颈环形电切术(LEEP)或"即查即治"。如果阴道镜或活检未检出 HSIL,建议每隔 6 个月复查阴道镜及细胞学,随访 24 个月。访问 www.asccp.org 获取更详细细节。

AGC 及 AIS

这是高风险类别,特别是"AGC-倾向肿瘤"或 AIS。腺上皮及鳞状上皮的病变可同时存在。子宫内膜癌 HPV 阴性,不建议对子宫内膜癌患者进行细胞学随访或 HPV 分流。不论 HPV 结果,所有患者均建议阴道镜检查和宫颈管取样(见表12.2)。孕妇或 21 ～ 24 岁妇女,采用阴道镜和宫颈管取样进行初始评估;孕妇禁止 ECC 检查,可推迟至产后 6 周。35 岁以上或具有子宫内膜癌危险因素(如慢性无排卵)的妇女建议子宫内膜取样。诊断为非典型子宫内膜细胞的患者,建议行宫颈管及子宫内膜取样。诊断为"AGC-倾向肿瘤"或 AIS 的患者,如果初始阴道镜检查或宫颈管取样未发现 CIN2+ 病变或者 AIS,应行诊断性切除。

总之,这一章讨论了宫颈癌筛查结果的初始处理方式。更多的细节请访问 www.asccp.org 网站。不久的将来,美国筛查指南有可能会整合最近批准的 HPV 检测方法(罗氏 Cobas)作为首次筛查方式。在其他国家,如英国、澳大利亚,已经开始采用批准的 HPV 检测作为首次筛查方式。HPV 和细胞学联合筛查提供最优的 5 年 CIN3+ 的阴性预测值,但世界不同地区的宫颈癌筛查方式取决于政府财力和当地宫颈癌细胞学筛查的医疗基础设施。

（唐福婷　译）

参考文献

1. Moyer VA. U.S. Preventive Services Task Force. Screening for cervical cancer: U.S. Preventive Services Task Force recommendation statement. *Ann Intern Med.* 2012;156(12):880–891, W312. doi: 10.7326/0003–4819-156–12-201206190–00424. Erratum in: *Ann Intern Med.* 2013;158(11):852. Ebell, Mark [added]. PubMed PMID: 22711081.

2. Saslow D, Solomon D, Lawson HW, et al. ACS-ASCCP-ASCP Cervical Cancer Guideline Committee. American Cancer Society, American Society for Colposcopy and Cervical Pathology, and American Society for Clinical Pathology screening guidelines for the prevention and early detection of cervical cancer. *CA Cancer J Clin.* 2012;62(3):147–172. doi: 10.3322/caac.21139. Epub March 14, 2012. PubMed PMID: 22422631; PubMed Central PMCID: PMC3801360.

3. Committee on Practice Bulletins—Gynecology. ACOG Practice Bulletin Number 131: screening for cervical cancer. *Obstet Gynecol.* 2012;120(5):1222–1238. doi: http://10.1097/AOG.0b013e318277c92a. PubMed PMID: 23090560.

4. Massad LS, Einstein MH, Huh WK, et al. 2012 ASCCP Consensus Guidelines Conference. 2012 updated consensus guidelines for the management of abnormal cervical cancer screening tests and cancer precursors. *J Low Genit Tract Dis.* 2013;17(5 Suppl. 1):S1–S27. doi: 10.1097/LGT.0b013e318287d329. Erratum in: *J Low Genit Tract Dis.* 2013;17(3):367. PubMed PMID: 23519301.

5. Wright TC Jr., Massad LS, Dunton CJ, et al. 2006 ASCCP-Sponsored Consensus Conference. 2006 consensus guidelines for the management of women with abnormal cervical screening tests. *J Low Genit Tract Dis.* 2007;11(4):201–222. Erratum in: *J Low Genit Tract Dis.* 2008;12(3):255. PubMed PMID: 17917566.

6. Wright TC Jr., Cox JT, Massad LS, et al. 2001 ASCCP-sponsored Consensus Workshop. 2001 Consensus guidelines for the management of women with cervical intraepithelial neoplasia. *J Low Genit Tract Dis.* 2003;7(3):154–167. PubMed PMID: 17051063.

7. Wright TC Jr., Cox JT, Massad LS, et al. 2001 ASCCP-sponsored Consensus Conference. 2001 Consensus guidelines for the management of women with cervical cytological abnormalities. *J Low Genit Tract Dis.* 2002;6(2):127–143. PubMed PMID: 17051012.

8. Schiffman M, Solomon D. Clinical practice. Cervical-cancer screening with human papillomavirus and cytologic cotesting. *N Engl J Med.* 2013;369(24):2324–2331. doi: 10.1056/NEJMcp1210379. Review. PubMed PMID: 24328466.

9. Wright TC Jr., Stoler MH, Behrens CM, et al. The ATHENA human papillomavirus study: design, methods, and baseline results. *Am J Obstet Gynecol.* 2012;206(1):46.e1–46.e11. doi: 10.1016/j.ajog.2011.07.024. Epub July 22, 2011. PubMed PMID: 21944226.

10. Wright TC Jr., Stoler MH, Sharma A, et al. ATHENA (Addressing The Need for Advanced HPV diagnostics) Study Group. Evaluation of HPV-16 and HPV-18 genotyping for the triage of women with high-risk HPV+ cytology-negative results. *Am J Clin Pathol.* 2011;136(4):578–586. doi: 10.1309/AJCPTUS5EXAS6DKZ. PubMed PMID: 21917680.

11. Castle PE, Stoler MH, Wright TC Jr., et al. Performance of carcinogenic human papillomavirus (HPV) testing and HPV16 or HPV18 genotyping for cervical cancer screening of women aged 25 years and older: a subanalysis of the ATHENA study. *Lancet Oncol.* 2011;12(9):880–890. doi: 10.1016/S1470–2045(11)70188-7. Epub August 22, 2011. PubMed PMID: 21865084.

12. Huh WK, Ault KA, Chelmow D, et al. Use of primary high-risk human papillomavirus testing for cervical cancer screening: interim clinical guidance. *Gynecol Oncol* 2015. http://dx.doi.org/10.1016/j.ygyno.2014.12.022

13. Katki HA, Schiffman M, Castle PE, et al. Benchmarking CIN 3+ risk as the basis for incorporating HPV and Pap cotesting into cervical screening and management guidelines. *J Low Genit Tract Dis.* 2013;17(5 Suppl. 1):S28–S35. doi: 10.1097/LGT.0b013e318285423c. PubMed PMID: 23519302; PubMed Central PMCID:PMC3616419.

14. Katki HA, Schiffman M, Castle PE, et al. Five-year risk of recurrence after treatment of CIN 2, CIN 3, or AIS: performance of HPV and Pap cotesting in posttreatment management. *J Low Genit Tract Dis.* 2013;17(5 Suppl. 1):S78–S84. doi: 10.1097/LGT.0b013e31828543c5. PubMed PMID: 23519309; PubMed Central PMCID:PMC3616418.

15. Katki HA, Kinney WK, Fetterman B, et al. Cervical cancer risk for women undergoing concurrent testing for human papillomavirus and cervical cytology: a population-based study in routine clinical practice. *Lancet Oncol.* 2011;12(7):663–672. doi: 10.1016/S1470–2045(11)70145-0. Epub June 16, 2011. Erratum in: *Lancet Oncol.* 2011;12(8):722. PubMed PMID: 21684207; PubMed Central PMCID: PMC3272857.